염증성 장질환 이겨내기의 모든 것

제2판

궤양성 대장염 / 크론병 / 베체트 장염

김원호 · 천재희 · 박수정 지음

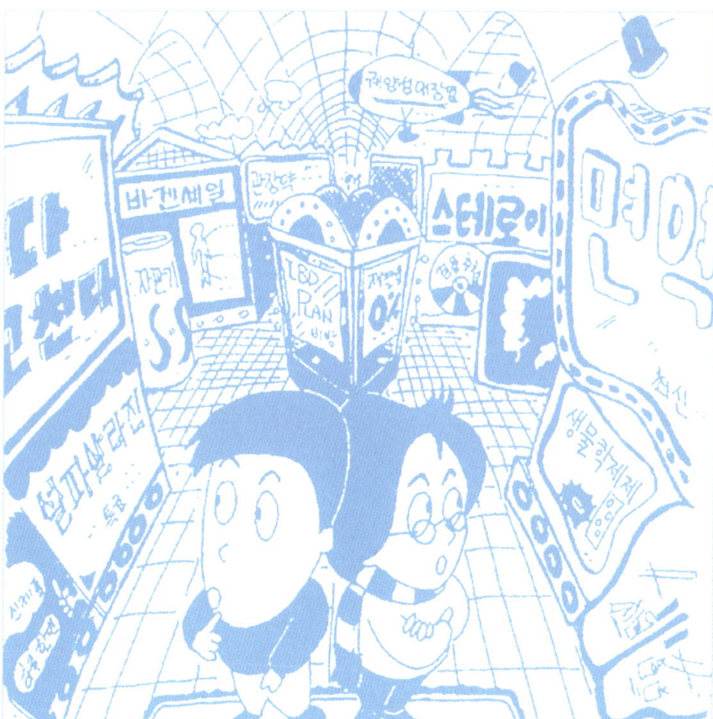

연세대학교 출판문화원

제2판

염증성 장질환 이겨내기의 모든 것

궤양성 대장염 / 크론병 / 베체트 장염

지은이 김원호·천재희·박수정
펴낸곳 연세대학교 출판문화원
주소 서울시 서대문구 연세로 50
등록 1955년 10월 13일 제9-60호
전화 02) 2123-3380~2
팩스 02) 2123-8673
전자우편 ysup@yonsei.ac.kr
웹사이트 http://press.yonsei.ac.kr
인쇄 화신문화(주)

2013년 3월 12일 1판 발행
2020년 8월 8일 2판 1쇄 2022년 6월 10일 2판 2쇄
ISBN 978-89-6850-423-5(03510)

값 12,000원

머 | 리 | 말

세상 모든 사람이 늘 건강하다면 얼마나 좋겠습니까만 여러 가지 질환으로 고통 받는 사람을 흔히 볼 수 있으며, 누구나 그런 처지에 놓일 수 있다는 것은 피할 수 없는 현실입니다. 특히 근래에는 식생활을 포함한 사회 여러 환경이 서구화됨에 따라 질병 또한 서구화되고 있습니다. 궤양성 대장염, 크론병 및 베체트 장염은 환자를 오랫동안 고생하게 만드는 장의 만성 염증성 질환으로 얼마 전까지 만해도 우리나라에서 매우 드문 질환이었으나 최근에 급격히 증가하고 있습니다. 염증성 장질환의 원인은 아직까지 자세히 밝혀지지 않았으므로 완치에 이르는 길은 열려 있지 않지만, 병의 경과에 미치는 인자에 대해서는 많은 연구가 진척되어 여러 가지 치료법이 개발되었으며 상당한 효과를 얻고 있습니다.

궤양성 대장염, 크론병 및 베체트 장염은 만성 염증성 장질환입니다. 만성 질환은 병이 완전히 나아서 없어지지는 않지만 적절하게 치료하면 대부분 증상은 조절 또는 통제할 수 있는 질환을 말합니다. 어떤 방법으로든 질병이 완전히 나을 수 있다면 이미 그 질환은 만성이라 할 수 없습니다. 대부분의 환자들은 질병을 치료하는 것은 의사만의 역할이며 스스로 할 수 있는 일은 거의 없다고 생각합니다. 그러나 만성 질환에서는 환자 스스로가 자신의 병에 도움이 되는 점은 무엇이며 피해야 하는 일은 무엇인지 잘 알고 있어야 합니다. 일부 환자는 자신의 병에 대한 지식이 너무 많으면 오히려 불안해 하는 경우도 있지만 대부분의 환자는 자신의 병에 대한 충분한 정보를 원하고 있으며 더 많이 알수록 합리적으로 대처하게 됩니다. 뿐만 아니라 염증성 장질환을 앓고 있는 환자의 가족 또한 자신의 가족을 괴롭히는 질병에 대하여 충분히 이해하고 투병에 동참하여야 합니다. 그러나 병원에서 의사나 간호사가 환자의 모든 궁금증을 풀어 줄 만큼의 충분한 시간을 항상 할애할 수 없는 것이 현실입니다. 따라서 궤양성 대장염, 크론병, 베체트 장염 등의 만성 염증성 장질환으로 고생하는 환자들이 궁금해 하는 점을 문답식으로 정리하여 이들 질환을 이겨나가는 데 도움을 드리기 위하여 이 책을 만들게 되었습니다.

이 책의 시작은 1998년 5월에 처음 발간한 "염증성 장질환을 이겨내는 114가지 지혜"에서부터입니다. 이 책의 출판은 유효민, 조용석 선생님의 도움을 받았습니다. 당시 이 책은 외래나 병동에서 환자들에게 실질적인 도움을 드리고자 진료의 보조적인 수단으로 이용하고자 한 목적이 컸습니다. 그러나 염증성 장질환의 원인 규명 연구와 치료법의 향상 속도는 그 어느 질환보다도 빠르게 발전하고 있어 오래전부터 이 책의 내용을 업데이트하고자 하였으나 저자들의 게으름으로 인해 많이 늦어졌습니다. 특히 면역조절제, 임신, 생물학적 제재의 내용을 추가, 보완하였습니다. 이러한 내용을 추가하고 보완하다 보니 단순한 진료의 참고자료가 아닌 정식 도서로서의 가치가 있는 하나의 책으로 만들고자 노력하여 완성도를 높이고자 노력과 시간을 소요하여 이 책이 나오게 된 것입니다.

이 책의 내용은 전문가가 아닌 환자와 그 가족들이 이해하기 쉽도록 표현하기 위해 노력하였으나 기대를 완전하게 만족시킬 수 없음은 분명합니다. 질문과 해답이 어느 정도 중복된다는 사실 또한 인정하지만 환자에 따른 차이를 고려하면 불가피하였다는 점을 이해해 주시기 바랍니다. 이 책에 기술된 사항 이외의 의문이 있거나 잘못된 점이 있으면 언제나 연락해 주시기를 부탁드립니다. 염증성 장질환에 대한 새롭고 정확한 지식을 알기 쉽게 전하고 잘못된 점은 고치도록 앞으로도 계속 노력할 것을 약속드립니다.

아는 것보다 더 중요하고 어려운 것은 그 아는 것을 실천하는 과정입니다. 특히 실천 과정에 상당한 괴로움이 수반될 때에는 긍정적이고 더욱더 적극적인 정신 자세와 인내를 필요로 합니다. 아무쪼록 이 책이 염증성 장질환 환자 여러분이 병을 이겨나가는데 실질적인 도움이 되었으면 하는 바람입니다.

이 책이 나오기까지 도움을 주신 유효민, 조용석, 김태일, 홍성필, 윤진영, 정윤숙 선생님께 감사드리며 임신과 여성 부분에 대해 평소 조언을 해주신 정성애, 김은영, 김유선, 박영숙 선생님께도 감사드립니다.

2013년 2월

연세대학교 의과대학 세브란스병원 소화기 내과

김원호, 천재희, 박수정

개정판 인사말

진료실에서 만나게 되는 염증성 장질환 환자분들 중 처음 진단 받고 당혹스러웠을 마음을 차분히 달래 드리고, 짧은 진료 시간 중 충분히 해 드리지 못한 설명과 정보를 드리고 위해 발간 했었던 "염증성 장질환 이겨내는 114가지 지혜"가 세상의 빛을 본 지 벌써 20년이 흘렀습니다.

30여년 전 소화기내과에서 장질환 환자 진료를 보던 시절에는 대학병원에서 조차 궤양성 대장염, 크론병, 베체트 장염 환자를 흔히 보지 못하였습니다. 그렇기 때문에 더욱 열심히 연구하고 국내외에 산재되어 있는 다양한 정보들을 하나로 모아 쉽게 전달해드리고자 하는 마음이 컸고, 진료 중 자주 환자분들로부터 받는 질문과 답을 하나하나 엮어 책을 만들었던 기억이 납니다.

국내에는 흔치 않았던 염증성 장질환이 생활환경 변화, 서구화된 식습관, 진단기술 발달로 발생률과 유병률이 그간 급격히 증가하였고, 사회적으로도 큰 부담이 되고 있습니다. 특히 20-30대 가장 활발히 활동해야 하는 나이에 많이 진단되기 때문에 그 부담이 더 크게 와 닿는 것일 수도 있습니다. 반면, 환자 수가 증가하면서 생물학적 제제 및 바이오시밀러가 매우 큰 시장 가치를 가지게 됨에 따라 연구에 가속도가 붙어 새로운 치료제가 속속 개발되어 진료 현장에 도입되고 있으며, 여러 염증성 장질환 치료제를 개발하는 대한민국 바이오 회사들도 세계적인 경쟁력을 가지게 되었습니다. 더불어 진료과정에서 축적된 많은 자료가 빅데이터 차원에서 분석되어 진료에 활용되기 시작하였습니다. 앞으로 인공지능 기술이 발전되면 더 큰 도움이 될 것이라 예상됩니다. 염증성 장질환 치료 환경은 그 어떤 질환보다 빠르게 발전해 나가고 있고, 의료진 입장에서도 빠른 변화를 실감하고 있습니다.

모바일 또는 인터넷 환경에서 염증성 장질환에 대한 정보가 홍수를 이루고 있으나 환자와 가족이 스스로 옥석을 가리는 것은 쉽지 않다고 생각합니다. 따라서 이번 개정판에서는 최신의 진보 중에서 환자와 가족에게 도움이 될 만한 내용을 정리하여 전달하고자 노력하였으며, 특히 인플릭시맙에 추가하여 아달리무맙, 골리무맙, 베돌리주맙, 우스테키누맙, 토파시티닙 등 새로운 생물학적 제제에 대한 부분도 추가하였습니다.

10년이면 강산이 변한다고 하는데, 강산이 두 세 번은 더 바뀌었을 시간을 세브란스 병원에서 지내고 나니, 모든 것이 변해도 변하지 않는 한 가지 원칙을 생각하게 됩니다. 염증성 장질환은 의료진과 환자와의 관계가 다른 어떤 질환보다 중요하고, 믿고 함께 하는 파트너로서 치료 과정을 함께 하다 보면 충분히 관리 가능한 질환이라는 것입니다. 또한 병에 대해 잘 아는 만큼 잘 관리할 수 있는 것도 변하지 않는 사실입니다.

그 동안의 경험과 지식을 한데 모은 이번 개정판이 부디 염증성 장질환 환자와 가족이 질병을 이겨나가는 과정에 도움이 되기를 기대합니다.

2020년 8월 8일

세브란스 병원 김원호 드림

추 | 천 | 사

염증성 장질환은, 30여 년 전만 해도 서양인들의 질환으로 여겨져서 우리나라에서는 별 관심을 보이지 않았었다. 심지어 크론병 환자에 대해 학회에서 발표할 경우, 청중으로부터 장결핵을 잘못 본 것 아니냐는 비아냥거림을 들을 정도였다. 그런데 이러한 풍토에서 김원호 교수는 염증성 장질환에 관심을 두고 많은 연구 업적을 내왔고, 국내외 관련 학회 활동을 주도해 오면서 따뜻한 마음으로 세심하게 환자 진료에 임해 왔다.

김원호 교수는 우리나라에서 최초로 염증성 장질환 환자의 삶의 질을 측정하는 지표를 개발해 동료 의사들에게 새로운 개념을 알려준 바 있다. 서구의 의사들은 생소하나 우리나라에서는 큰 문제가 되고 있는 베체트 장염에 대한 연구를 해외 유명 학술지에 발표하여 이의 존재를 국제 의학계에 널리 알린 것도 김교수의 업적 중의 하나이다. 김교수가 주축이 되어 대한장연구학회에서 출간한 책자 『알기 쉬운 궤양성 대장염』은 진료현장에서 부딪히는 실제적인 문제들을 알기 쉽게 풀이해 놓은 책이어서, 나도 외래진료에 오시는 환자분들에게 많이 권하고 있다.

우리나라에서 난치병을 앓고 있는 경우 쉬쉬하며 혼자서 고통을 감내해 가는 환자들을 흔히 보게 된다. 대표적인 난치병인 염증성 장질환으로 투병했던 유명인으로서는 미국의 아이젠하워 대통령을 들 수 있는데, 변변한 치료약도 없던 시절 그는 크론병으로 인해 평생을 복통과 설사에 시달렸지만 이를 극복해 내며 대통령을 연임한 바 있다. 이러한 역사적 사실을 난치병인 염증성 장질환으로 투병 중인 환자분들에게 알려주면 큰 위안을 얻는 것을 여러 번 경험하곤 했다.

이제 우리나라에서도 염증성 장질환을 앓고 있는 사실을 숨기고 지낼 것이 아니라 주위 사람들에게 공개한다면, 다른 사람들의 도움을 받을 수 있을 뿐만 아니라 또 자신과 같은 병을 앓는 다른 사람들을 돕는 계기가 될 수도 있다. 작지만 이러한 변화는 우리가 살아가는 과정에서 어쩔 수 없이 겪게 되는 질병들에 대한 시각과 태도를 달리 하는 데 긍정적인 영향을 미치게 될 것이다. 생명체로서 우리가 저마다의 수명을 살아내는 동안 몇 가지 병을 앓지 않고 사는 경우는 없지 않은가?

이번에 후학들과 함께, 염증성 장질환 환우와 가족들을 위한 책을 발간하게 되어 진심으로 축하를 드린다. 염증성 장질환은 흔한 질환이 아니고 진단과 치료방법이 복잡하여 전문가조차 어렵게 느껴지는 질환이다. 그동안 염증성 장질환 환우들에게 도움이 될 만한 알기 쉬운 책이 없어서 아쉬웠었는데, 평소 환우들이 궁금해 할 만한 내용이 잘 정리되어 있어서 실질적인 도움이 될 것으로 생각된다. 그뿐만 아니라, 이 책은 염증성 장질환을 공부하는 학생, 수련의, 전문의들에게도 연구와 진료에 많은 도움이 되는 훌륭한 지침서가 될 것이라 믿는다.

미국의 사상가 에머슨은 진정한 성공에 대하여, “자기가 태어나기 전보다 세상을 조금이라도 살기 좋은 곳으로 만들어 놓고 떠나는 것”이라고 정의한 바 있다. 이 책을 통하여 우리 사회가 조금이라도 살기 좋은 곳이 된다면, 우리 모두가 진정한 성공적인 삶으로 가는 길에 동참하는 일이 될 것이다.

교육, 연구, 진료의 바쁜 나날 속에서도 틈틈이 작업하여 책을 펴낸 김원호, 천재희, 박수정 교수의 노력에 다시 한번 치하를 드린다. 이 책이 환우와 가족, 이 질환을 공부하는 의사들에게 진정한 도움을 되기를 진심으로 기대한다.

2013년 2월

대한소화기학회 이사장 · 서울의대 교수 정 현 채

차 | 례 | contents

염증성 장질환
(궤양성 대장염, 크론병 및 베체트 장염)

001 소화관의 구조와 기능은 무엇입니까? · 2

002 궤양성 대장염은 어떤 병입니까? · 3

003 크론병은 어떤 병입니까? · 5

004 베체트 장염은 어떤 병입니까? · 6

005 염증성 장질환과 과민성 장증후군은 같은 병입니까? · 8

006 우리나라에서 궤양성 대장염, 크론병 및 베체트 장염은 흔한 병입니까? · 8

007 염증성 장질환은 젊은 사람에서 발생합니까? · 10

염증성 장질환 원인

008 면역 반응이란 어떤 것입니까? · 12

009 궤양성 대장염, 크론병 및 베체트 장염은 유전됩니까? · 13

010 염증성 장질환은 전염됩니까? · 14

011 심리적인 스트레스가 염증성 장질환을 촉발합니까? · 14

012 염증성 장질환 발생 과정에 대하여 현재 알려져 있는 바는 무엇입니까? · 15

염증성 장질환 증상

Q13 염증성 장질환 증상에는 어떤 것이 있습니까? · 18
Q14 궤양성 대장염 증상은 무엇입니까? · 19
Q15 크론병 증상은 무엇입니까? · 19
Q16 베체트 장염 증상은 무엇입니까? · 20

염증성 장질환 진단

Q17 염증성 장질환에서 대장내시경 검사는 왜, 언제 해 보아야 합니까? · 24
Q18 설사를 하는 사람은 누구나 대장내시경 검사를 받아야 합니까? · 25
Q19 궤양성 대장염, 크론병 및 베체트 장염 내시경 소견에는 어떤 것이 있습니까? · 26
Q20 염증성 장질환은 세균성 장염과 어떻게 다릅니까? · 27
Q21 염증성 장질환과 비슷한 다른 질환은 없습니까? · 28
Q22 궤양성 대장염, 크론병 및 베체트 장염이 얼마나 심한지는 어떻게 알 수 있습니까? · 29

차 | 례 | contents

내과적 치료

023 염증성 장질환은 치료될 수 있습니까? · 32
024 염증성 장질환은 어떻게 치료합니까? · 33
025 염증성 장질환을 치료하기 위하여 어떤 약을 사용합니까? · 34
026 항염증제는 어떤 약입니까? · 35
027 부신피질 호르몬제는 어떤 약입니까? · 38
028 부신피질 호르몬제는 어떤 부작용이 있나요? · 39
029 면역조절제는 어떤 약입니까? · 40
030 면역조절제는 어떻게 효과를 나타내나요? · 41
031 아자치오프린/6-MP는 언제 사용하나요? · 42
032 아자치오프린/6-MP 부작용은 무엇이 있나요? · 43
033 메토트렉세이트(methotrexate)는 어떤 약인가요? · 44
034 사이클로스포린은 무슨 약이며 어떤 경우 사용하게 되나요? · 45
035 어떤 항생제가 염증성 장질환에 유효합니까? · 46
036 염증성 장질환에 유효한 다른 약은 어떤 것이 있습니까? · 47
037 생물학적 제제(biologic agent)란 무슨 약인가요? · 48
038 인플릭시맙(Infliximab, 상품명 레미케이드/렘시마, Remicade/Remsima)이란 어떤 약인가요? · 49
039 언제, 어떻게 인플릭시맙을 사용하나요? · 50
040 인플릭시맙 부작용은 무엇인가요? · 52
041 아달리무맙(Adalimumab: 상품명 휴미라, Humira)은 어떤 약인가요? · 52
042 골리무맙(Golimumab, 상품명: 심포니)은 어떤 약인가요? · 53
043 베돌리주맙(Vedolizumab, 상품명: 킨텔레스)은 어떤 약인가요? · 54
044 우스테키누맙(Ustekinumab, 상품명: 스텔라라)은 어떤 약인가요? · 56
045 토파시티닙(Tofacitinib, 상품명: 젤잔즈)은 어떤 약인가요? · 57
046 염증성 장질환에 대한 최신 치료에는 어떤 것이 있습니까? · 58

047 부작용이 이렇게 많은 데에도 불구하고 약을 계속 사용하여야 합니까? · 60
048 염증성 장질환 치료제를 복용할 때 주의할 점은 무엇입니까? · 61
049 염증성 장질환에서 치료 지표는 무엇입니까? · 62
050 혈변을 자주 볼 경우 수혈이 필요합니까? · 63
051 염증성 장질환에서 민간요법을 병행하여도 됩니까? · 64
052 특별한 비방이 있다고 권하는 사람이 있을 때에는 어떻게 하여야 합니까? · 65

염증성 장질환과 수술

053 염증성 장질환을 치료하기 위하여 수술하는 경우도 있습니까? · 68
054 궤양성 대장염에서 어떤 경우에 수술이 필요합니까? · 69
055 크론병과 베체트 장염에서 어떤 경우에 수술이 필요합니까? · 70
056 궤양성 대장염에서 어떤 수술을 하게 되는지요? · 71
057 크론병과 베체트 장염에서 수술 방법은 어떤 것이 있습니까? · 73
058 농양과 누공은 어떻게 치료합니까? · 75
059 염증성 장질환이 있으면 다른 질환 때문에 수술할 경우 문제가 없나요? · 76
060 크론병에 대한 새로운 수술 방법은 없습니까? · 77
061 장루술을 시행하면 일상 생활에 지장이 없습니까? · 78
062 염증성 장질환을 수술할 때 영양 상태가 중요합니까? · 78
063 수술하면 궤양성 대장염, 크론병 및 베체트 장염이 완치됩니까? · 79
064 수술 후 합병증은 어떤 것들이 있을 수 있습니까? · 80
065 크론병에서 수술 후 재발할 확률은 어느 정도입니까? · 81
066 크론병과 베체트 장염에서 수술 후 재발하면 재수술이 필요합니까? · 81

차 | 례 | contents

염증성 장질환과 영양

067 염증성 장질환 증상이 심할 때에는 어떤 식이요법이 좋습니까? · 84
068 성분 영양(elemental diet)이란 무엇입니까? · 85
069 경장 영양 요법을 할 때 주의할 점은 무엇입니까? · 87
070 염증성 장질환에서 영양결핍이 일어나는 이유는 무엇입니까? · 88
071 정상체중 기준은 무엇이며, 왜 중요합니까? · 89
072 모자라는 영양소는 어떻게 보충하는 것이 좋습니까? · 90
073 증상이 없는 관해기에는 어떤 식이 요법이 좋습니까? · 91
074 궤양성 대장염, 크론병 및 베체트 장염에 해로운 음식은 무엇입니까? · 93
075 궤양성 대장염, 크론병 및 베체트 장염에 이로운 음식은 무엇입니까? · 95

일상생활

076 우유를 마시면 설사하는 사람은 어떻게 하여야 합니까? · 98
077 음주는 염증성 장질환에 어떤 영향을 미칩니까? · 98
078 흡연은 염증성 장질환에 어떤 영향을 미칩니까? · 99
079 권장되거나 금하는 운동은 무엇입니까? · 100
080 직업을 바꾸거나 학교를 휴학하여야 합니까? · 100
081 염증성 장질환 환자가 정상적인 생활을 영위할 수 있습니까? · 101
082 환자 자신이 꼭 알고 있어야 할 사항은 무엇입니까? · 102
083 염증성 장질환 환자가 일상 생활에서 주의하여야 할 일은 무엇입니까? · 103

084 진료시 주치의와 어떤 사항을 의논하여야 합니까? · 104
085 정기적인 검사는 어떤 검사를 어느 정도 간격으로 받아야 합니까? · 105
086 바람직한 정신적인 자세는 무엇입니까? · 106
087 염증성 장질환 환자 삶의 질은 어떻게 평가합니까? · 107

합병증 및 장외증상

088 염증성 장질환 합병증에는 어떤 것이 있습니까? · 110
089 합병증은 얼마나 흔히 나타납니까? · 112
090 합병증은 어떻게 치료합니까? · 112
091 장외 증상이란 무엇입니까? · 113
092 장외 증상은 어떻게 치료합니까? · 114
093 염증성 장질환 환자에서 대장암이 잘 생깁니까? · 115
094 대장암을 초기에 진단하려면 어떻게 하여야 합니까? · 116

경과

095 증상이 악화할 것을 어떻게 하면 미리 알 수 있습니까? · 118
096 염증성 장질환의 장기적인 경과는 어떻습니까? · 119
097 염증성 장질환 증상 및 경과에서 남녀 노소간에 차이가 있습니까? · 119
098 염증성 장질환 환자의 평균 수명은 어떻습니까? · 120

여성에서 염증성 장질환과 임신

099 염증성 장질환 환자도 건강한 사람과 같이 쉽게 임신이 됩니까? · 122
100 염증성 장질환 환자에서 임신이 해롭습니까? · 123
101 염증성 장질환이 임신과 출산 그리고 태아 및 신생아에 어떤 영향을 미칩니까? · 124
102 임신 중에도 염증성 장질환이 발병할 수 있습니까? · 125
103 임신 중에 치료는 어떻게 해야 합니까? · 126
104 임신 중에는 약 부작용이 더 심합니까? · 127
105 약을 복용하면서 신생아에게 모유를 먹여도 됩니까? · 127
106 임신 중 아자치오프린(azathioprine), 항 TNF 제제와 같은 약제는 어떻습니까? 주의할 점은 없습니까? · 128
107 염증성 장질환 환자에서 임신 중절이 필요한 경우가 있습니까? · 130
108 염증성 장질환을 진단하는 검사 중 산모에게 안전한 것은 무엇입니까? · 130
109 임신 중에도 염증성 장질환 때문에 수술하는 경우가 있습니까? · 131
110 염증성 장질환 때문에 수술 받은 사람이 임신하면 어떻습니까? · 131
111 임신 중에 염증성 장질환이 악화된 경우 다음 임신은 어떻게 됩니까? · 132
112 어머니가 염증성 장질환 환자인 경우 자식들에서 이들 질환이 흔합니까? · 132
113 염증성 잘질환 환자인 산모가 특별히 복용해야 되는 음식이 있습니까? · 133
114 임신 중 감정적인 변화가 병을 악화시키는지요? · 134
115 남편이 염증성 장질환으로 치료 중인데 임신을 계획하고 있습니다. 어떻게 할까요? · 134
116 모유 수유시 치료 약제는 어떻게 하나요? · 135

117 염증성 장질환이 있으면 골다공증이 생길 확률이 높나요? · 136
118 염증성 장질환이 폐경에 영향을 미치나요? · 136
119 여성들의 염증성 장질환에 대한 올바른 자세는 무엇입니까? · 137

소아 염증성 장질환

120 소아 염증성 장질환은 어른과 다릅니까? · 140
121 소아 염증성 장질환 초기 증상에는 어떤 것이 있습니까? · 140
122 어린이가 염증성 장질환에 걸린다면 몇 살에 잘 생깁니까? · 142
123 염증성 장질환을 앓는 어린이도 정상적으로 성장할 수 있습니까? · 142
124 염증성 장질환으로 인한 성장 장애는 어떻게 알 수 있습니까? · 143
125 염증성 장질환에서 왜 성장 장애가 일어납니까? · 144
126 성장 장애가 있는 아이에서 수술은 어떤 영향을 미칩니까? · 144
127 성장 장애가 있는 아이에서 특별한 식이 요법이 도움이 됩니까? · 145
128 우리 아이가 병을 이겨 나갈 수 있도록 부모로서 어떻게 도와주어야 합니까? · 146
129 우리 아이에게 자신의 병에 대하여 어느 정도 가르쳐 주어야 합니까? · 147
130 부모로서 잘못하여 상황을 악화시킬 만한 일은 없습니까? · 147
131 염증성 장질환을 앓는 사춘기 아이가 겪는 특별한 일은 무엇입니까? · 148
132 자녀가 자신의 병 때문에 의기 소침할 때 부모로서 어떻게 하여야 합니까? · 149
133 아이가 학교에 빠지지 않고 다녀야 합니까? 운동은 어떻게 하여야 합니까? · 149
134 아이의 친구나 선생님께 병을 앓고 있다는 사실을 알려야 합니까? · 150

차 | 례 | contents

135 염증성 장질환을 앓는 아이의 학교 생활에는 어떤 문제가 있습니까? · 150

136 염증성 장질환에 대하여 학교 선생님은 어떤 점을 알고 있어야 합니까? · 152

부록

부록 1 궤양성 대장염 중증도 평가 · 156

부록 2 성 마크 궤양성 대장염 활동성 지표(St. Mark score) · 156

부록 3 크론병 활동성 지표(CDAI: Crohn's disease activity index) · 157

부록 4 H-B 지표(Harvey-Bradshaw index) · 157

부록 5 크론병 활동성 지표와 H-B 지표의 관계 · 158

부록 6 단순화한 크론병 활동성 지표 · 158

부록 7 베체트 장염 활동성 지표 · 159

부록 8 월간 식이 일지 · 160

부록 9 월간 증상 일지 · 161

부록 10 염증성 장질환 투병 일지 · 162

부록 11 일반적인 질환에서 삶의 질을 측정할 때 사용하는 설문지 · 163

부록 12 염증성 장질환에서 삶의 질을 측정할 때 사용하는 설문지 · 168

부록 13 염증성 장질환 환자의 관심지수(RFIPC) · 176

부록 14 소아 궤양성 대장염 활동성 지표 (PUCAI: Pediatric Ulcerative Colitis Activity Index) · 177

부록 15 소아 크론병 활동성 지표 (PCDAI: Pediatric Crohn's Disease Activity Index) · 179

부록 16 한국 소아 청소년 정상 발육치 · 182

염증성 장질환

(궤양성 대장염, 크론병 및 베체트 장염)

궤양성 대장염과 크론병 및 베체트 장염은 장에 생기는 만성 재발성 염증 질환으로 증상, 병의 경과 및 치료 방법 등이 비슷하기 때문에 이들 질환을 총칭하여 염증성 장질환이라 부릅니다. 염증성 장질환은 적어도 6개월 이상 지속되는 원인 불명의 장의 만성 염증성 질환인 반면, 흔히 얘기하는 장염은 세균 또는 바이러스에 의하여 유발 되는 것으로 대부분 일시적인 염증이고 보통 원인이 분명하고 특이 치료 약제가 있으므로 염증성 장질환의 범주에 포함되지 않습니다. 아직까지 만성 염증성 장질환의 원인은 밝혀지지 않았으므로 완치에 이르는 방법은 알려져 있지 않지만 병의 경과에 미치는 원인에 대해서는 상당한 연구가 진척되고 있으며 염증을 가라앉히기 위한 여러 가지 약제가 개발되어 사용되고 있습니다.

001 소화관의 구조와 기능은 무엇입니까?

소화관이란 입에서 항문에 이르기까지의 관으로 식도, 위, 십이지장을 포함하는 소장과 직장을 포함하는 대장으로 이루어져 있습니다. 소화관의 가장 중요한 기능은 음식물을 소화하여 흡수하는 것입니다. 입에서는 음식물을 잘 씹어 삼키기 쉽고 부드러운 상태로 만들며 침에 들어있는 효소(아밀라제)가 탄수화물을 소화시키기 시작합니다. 약 30 cm 길이의 식도는 음식물이 위까지 통과하는 관입니다. 위는 식도를 통하여 넘어온 음식물이 일시 저장되고 잘게 분쇄되며 조금씩 십이지장으로 배출하는 곳으로 위산과 더불어 단백질을 소화시키는 효소인 펩신이 분비됩니다. 십이지장에서는 탄수화물, 단백질 및 지방을 소화시키는 효소가 많이 함유된 담즙과 췌장액이 분비됩니다. 소장은 길이가 약 5~7 m에 달하는데 십이지장, 공장 및 회장으로 이루어져 있습니다. 소장의 표면에는 주름이 많고 수많은 돌기를 가지고 있으므로 표면적이 대단히 넓어서 약 200~ 400 m^{2}에 달합니다. 또한 점막에는 여러 가지 소화효소가 있으므로 소장은 소화작용의 마지막 과정을 담당하며 지방산, 아미노산, 당류, 비타민 등 대부분의 영양소가

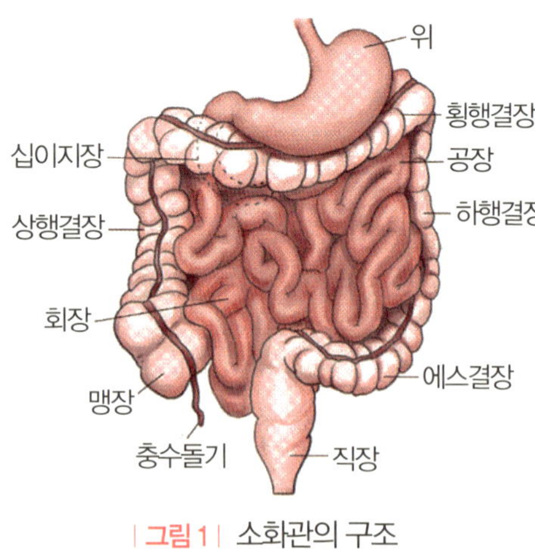

| 그림 1 | 소화관의 구조

흡수되는 곳입니다. 특히 담즙산과 비타민 B_{12}는 소장 끝 부분인 말단 회장에서 흡수됩니다. 대장은 길이가 약 150 cm 정도인데 소화하고 남은 음식물 찌꺼기를 통과시키면서 수분을 흡수하므로 이곳에서 대변 형태가 이루어집니다. 대장 항문에 가까운 끝 부분 약 15 cm를 직장이라 부르며 항문괄약근과 협조하여 배변기능을 조절합니다.

002 궤양성 대장염은 어떤 병입니까?

궤양성 대장염은 그 이름에서 알 수 있듯이 대장에 문제를 일으키는 만성 염증성 장질환입니다. 궤양성 대장염은 혈변, 복통, 절박감 등의 증상을 보이고, 내시경 검사를 했을 때 염증이 연속적으로 나타나는 것이 특징입니다. 연속된다는 것은 염증이 있는 부위가 몇 군데에 떨어져 있는 경우는 없고 염증 부위의 범위가 크든 작든 모두 이어져 있다는 뜻입니다. 거

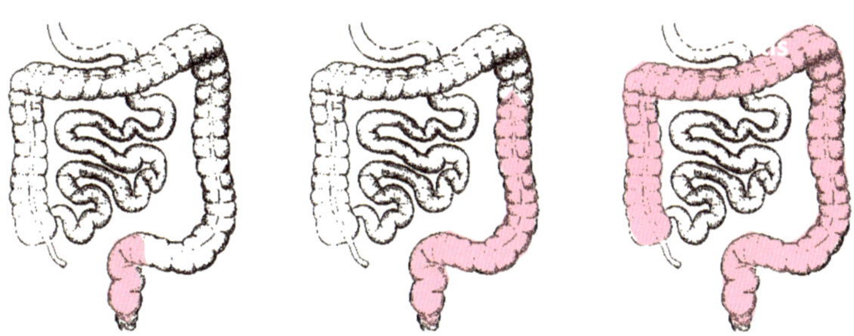

| 그림 2 | 궤양성 대장염의 분포

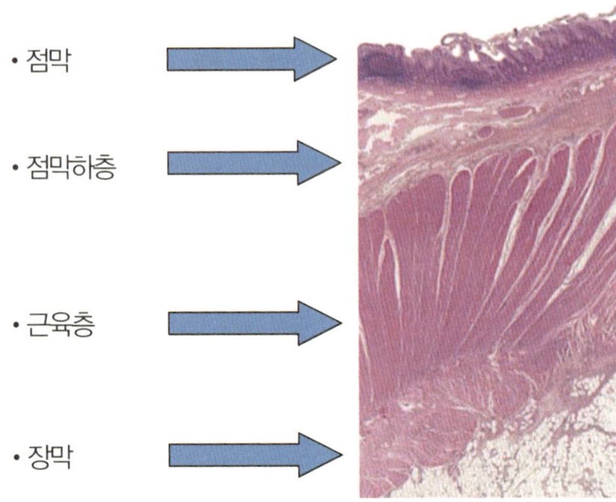

| 그림 3 | 장벽의 4층

의 모든 궤양성 대장염 환자에서 직장에 염증이 있으며 약 반수의 환자에서는 직장부터 에스자결장까지, 1/4은 직장부터 에스자결장과 왼쪽 대장까지, 나머지 1/4은 직장으로부터 횡행결장 또는 오른쪽 대장에 이르기까지 병변이 존재합니다.

장 벽은 점막층, 점막하층, 근육층 및 장막층 등 4개의 층으로 이루어져 있는데 궤양성 대장염은 장의 내부를 감싸고 있는 점막층에 주로 염증이 생긴 상태로 심한 경우에는 대장에 궤양이 유발됩니다.

궤양성 대장염을 앓는 환자는 설사, 혈변, 복통 등을 호소하는데 식욕 감퇴, 체중 감소, 피로감 등도 비교적 흔히 나타나는 증상입니다. 때로는 장 이외에 관절, 눈, 피부, 간, 신장 등에 이상을 일으키기도 합니다(이런 증상들을 장외 증상이라고 합니다). 이러한 증상은 환자에 따라 그 정도가 매우 다양하여 응급 수술이 필요할 정도로 심각한 예도 있는가 하면 어떤 경우에는 증상이 거의 나타나지 않기도 합니다. 궤양성 대장염은 서서히 시작하기도 하고 때로는 증상이 갑자기 나타나기도 합니다. 대부분의 경우에 증상이 심하다가 덜하다가 하기를 반복하며 때로는 상당히 오랜 기간 동안 증상이 없는 시기가 있기도 합니다(이런 시기를 관해기라고 부릅니다).

003 크론병은 어떤 병입니까?

궤양성 대장염은 대장에만 염증이 발생하는데 반하여 크론병은 입으로부터 항문에 이르기까지 소화관 전체에 염증이 나타날 수 있는데 염증이 있는 부위가 연속되지 않고 여러 곳에 떨어져 있을 수 있습니다. 약 1/3의 환자에서는 소장에만 염증이 있으며, 1/3에서는 대장에만, 그리고 나머지 1/3에서는 대장과 소장에 만성 염증이 발생합니다. 그 중에서도 특히 소장의 끝과 대장이 만나는 부위인 회맹부에 염증이 생기는 경우가 가장 흔합니다.

궤양성 대장염에서는 장의 점막층에 염증이 주로 생기는 데 반하여 크론

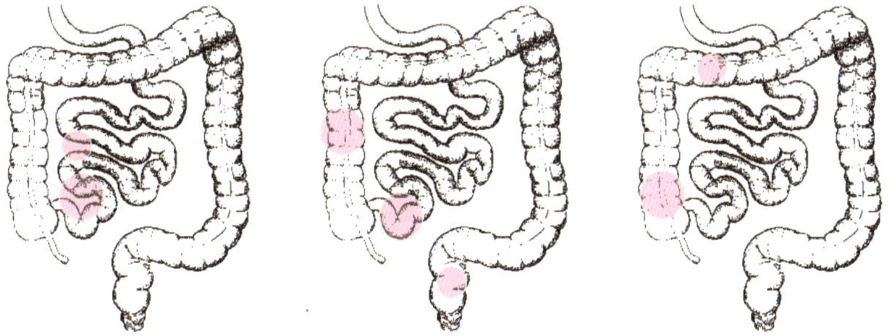

| 그림 4 | 크론병 장 부위별 발생 분포

병에서는 점막층, 점막하층, 근육층 및 장막층 등 장벽의 전층을 침범하는 염증 반응이 특징입니다.

설사, 복통, 식욕 감퇴, 미열 등이 크론병에서 흔히 보이는 증상이며 관절, 눈, 피부, 간, 신장 등의 장외 증상도 비교적 자주 나타납니다. 궤양성 대장염과 마찬가지로 증상의 종류와 정도는 환자에 따라 매우 다양하며, 증상은 서서히 나타나기도 하고 때로는 급속히 진전하기도 합니다. 그러나 궤양성 대장염에 비하여 환자가 느끼는 괴로움이 더 심한 경우가 많으며 장기적인 경과와 치료에 대한 반응도 더 나빠서 수술에 이르게 되는 경우가 많습니다. 크론병 역시 관해기와 재연기를 반복하게 됩니다.

004 베체트 장염은 어떤 병입니까?

베체트 장염을 알기 위해서는 먼저 베체트병을 이해해야 합니다. 베체트병은 만성적이고 반복적인 전신질환으로 피부, 점막, 눈, 장, 관절, 비뇨생식기 및 신경계 등의 여러 장기를 침범합니다. 베체트병의 원인과 발생과정에 대해서는 확실하게 알려져 있지 않습니다. 베체트병의 특징적인 검사소견은 없으므로 임상적인 소견에 따라 전문가 판단에 근거하여 진단합니다. 임상 소견은 흔히 침범하는 부위에 따라 주 증상과 부 증상으로 나눕니다. 반복적인 구강 궤양, 피부 증상, 눈 증상, 생식기 궤양 등이 주 증상이고 부 증상으로 관절염, 소화관의 궤양, 부고환염, 혈관 병변, 중추신경계 증상 등을 들 수 있습니다. 주 증상 네 가지가 모두 있으면 완전형 베체트병이라 하고 주 증상 세 가지 또는 주 증상 두 가지와 두 가지의 부 증상이 있는 경우 불완전형 베체트병이라 분류합니다.

베체트병 환자의 5-10%에서 위장관 이상이 동반되는데 소장 끝과 대장이 연결되는 부위에 가장 흔히 문제가 발생합니다. 베체트 장염은 베체트병이 있으면서 소장이나 대장에 궤양이 확인되면 진단할 수 있습니다. 하지만 모든 환자에서 전신 베체트병 증상이 나타나지 않고 베체트 장염에 합당한 궤양이 먼저 나타날 수도 있습니다. 장 궤양이 생기고 시간이 경과된 후 장외 증상들이 생기는 경우도 많습니다. 베체트 장염은 궤양성 대장염, 크론병과 병이 진행되는 과정이나 치료 방법이 비슷합니다.

| 표 1 | 베체트병의 주증상과 부증상

주증상	부증상
반복적인 구강 궤양	관절염
피부 병변 결정성 홍반 피하 혈관염 모낭염 피부 과민반응	소화관 병변 부고환염 혈관 병변 중추신경계 증상
눈 병변 홍채염, 포도막염 망막염 성기 부위 궤양	

005 염증성 장질환과 과민성 장증후군은 같은 병입니까?

아닙니다. 과민성 장증후군은 장의 기능 또는 감각 장애에 의하여 설사, 변비, 복통 증상이 나타나는데 염증이나 장의 기질적인 변화에 의한 질환이 아니며 염증성 장질환과는 아무 관계가 없습니다. 그러나 때때로 증상만으로는 과민성 장증후군과 염증성 장질환을 구별하기 어려운 경우가 있습니다. 이런 경우에는 내시경, 혈액, 대변 검사 등을 통해 염증을 포함하는 기질적인 변화 여부를 확인하는 것이 필요합니다. 과민성 장증후군은 이런 검사가 모두 정상입니다.

006 우리나라에서 궤양성 대장염, 크론병 및 베체트 장염은 흔한 병입니까?

염증성 장질환은 과거에 주로 미국을 포함한 서구 국가에 많이 발생하는 병으로 알려져 있었습니다. 하지만 최근에는 우리나라를 비롯하여 대만, 일본, 중국 등 동아시아 지역 국가에서도 그 수가 많이 증가하였습니다. 아직 우리나라에 염증성 장질환 환자들에 대한 국가적인 공식 등록관리체계가 없어 정확한 환자 수는 알 수 없으나, 최근 발표된 건강보험심사평가원 자료에 따르면, 국내 크론병 환자 수는 2016년 기준 19,204명, 궤양성 대장염 환자

수는 2016년 기준 38,212명으로 조사된 바 있습니다. 매년 새로 진단되는 환자 수도 크론병은 인구 10만명 당 3.2명 (2006~2012년), 궤양성 대장염은 4.6명 (2006~2012년)으로 과거 90년대 크론병 0.22명, 궤양성 대장염 1.74명 정도였던 것에 비해 크게 증가한 것을 알 수 있습니다.

한국의 크론병, 궤양성 대장염 유병률은 미국, 유럽 등에 비교하면 아직 많지 않지만, 최근 크게 증가하고 있다는데 이 분야를 전공하는 전문의들의 의견이 일치하고 있습니다.

반대로 베체트병은 서구에서는 매우 드문 질환이지만 우리나라와 일본 그리고 터키에서는 서구에 비하여 상대적으로 흔합니다. 특히 베체트 장염은 우리나라와 일본 등 극동 아시아 지역에서 많이 발생합니다.

	발병률	유병률
궤양성 대장염 서양	9-12	205-240
한국	5.0(2011-2014)	66.0(2016)
크론병 서양	6-8	100-200
한국	2.(2011-2014)	29.6(2016)

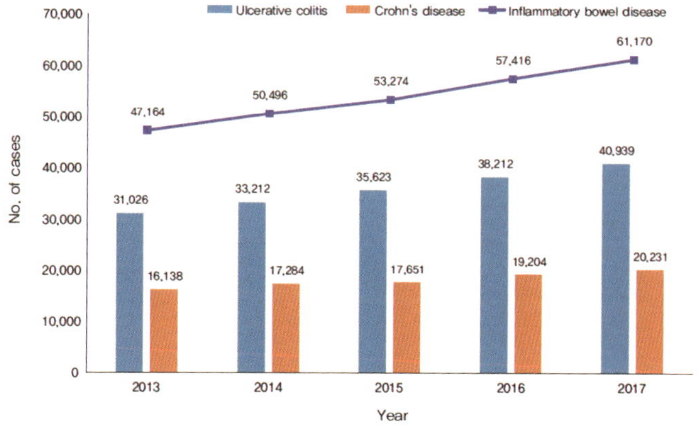

| 그림 5 | 질병관리본부 주간 건강과 질병 11권 21호

007 염증성 장질환은 젊은 사람에서 발생합니까?

예, 그렇습니다. 궤양성 대장염, 크론병 및 베체트 장염은 모든 연령층에서 발생할 수 있지만 주로 젊은 사람이 잘 나타납니다. 질병의 시작은 20대에서 가장 많이 발생하며 나이가 많아질수록 새롭게 발생하는 예는 적어집니다. 그러나 한번 발생하면 잘 낫지 않고 대부분의 경우 증상 악화와 호전이 반복되므로 병을 앓고 있는 환자의 연령 분포는 다양합니다. 남자와 여자 사이의 차이는 두드러지지 않으며 소아 환자도 있습니다.

염증성 장질환 원인

아직 염증성 장질환에 대한 확실한 원인이 밝혀지지 않았지만, 현재까지 많은 연구를 통해 유전적 요인, 면역요인, 환경요인, 장내 미생물 요인이 관련되어 있는 것으로 알려져 있습니다. 유전적인 소인을 가지고 있는 사람에게 여러 가지 환경적인 요인이 작용하여 발생하는 것으로 생각되며, 환경 요인에는 식습관, 흡연, 스트레스 등을 생각해볼 수 있습니다.

최근 연구에 의하면 염증성 장질환에서는 우리 몸 스스로를 보호하기 위한 방어체제(면역계)가 자기 자신, 특히 장의 점막을 자신이 아닌 외부의 물질(항원)이라고 오인하여 작용함으로써 염증 반응이 일어난다는 사실을 알게 되었습니다. 항원은 그 자체가 염증 반응을 일으키기도 하지만 외부 물질을 몰아내려고 하는 신체의 방어기전을 자극하여 활성화시킴으로써 염증 반응이 증폭되게 할 수 있습니다. 바이러스나 세균 등 외부 인자와 환자의 면역계 사이에 일어나는 상호반응이 염증 반응을 촉발하거나 이들 외부 인자가 장 벽을 손상시켜 병이 시작 또는 가속된다는 가설을 많은 학자들이 믿고 있습니다.

008 면역 반응이란 어떤 것입니까?

면역이란 세균 또는 바이러스 등 자신이 아닌 것으로부터 자신을 보호하는 과정입니다. 면역 반응은 세포성 및 체액성 면역 반응으로 나눌 수 있습니다. 면역 반응에는 여러 종류의 세포가 관여하지만 T 세포와 B 세포 등 림프구가 가장 중요한 역할을 합니다. T 세포는 주로 세포성 면역 반응을 주관하며 바이러스에 감염된 세포나 암세포 등을 직접적으로 공격하여 죽이기도 하고 면역 또는 염증 반응을 활성화시키는 사이토카인이라는 물질을 분비하여 다른 면역 세포 작용을 돕기도 합니다. B 세포는 세균과 바이러스 등 자신이 아닌 외부 물질(항원)이 체내에 들어올 경우 항체를 만들어 이를 몰아내도록 하며 이를 체액성 면역 반응이라 합니다.

소화관 점막은 세균과 음식물 등의 항원에 항상 노출되고 있으므로 우리 몸을 보호하기 위하여 활발한 면역 반응이 일어나는 곳입니다. 그러나 우리 몸에 유익한 세균이나 음식물 항원에 대하여 모두 강력한 면역 반응을 일으킨다면 매우 곤란하므로 필요한 경우에만 적당한 반응을 일으키도록 조절되고 있습니다. 즉 정상인에서는 몸에 해로운 항원이 들어 오면 면역 반응이 일어나고 무해하거나 이로운 항원에 대해서는 면역 반응이 일어나지 않습니다.

009 궤양성 대장염, 크론병 및 베체트 장염은 유전됩니까?

서구에서는 궤양성 대장염과 크론병이 가족성이란 사실이 알려져 있습니다. 즉 궤양성 대장염 또는 크론병 환자의 직계 가족 중에 이들 질환을 가진 또 다른 환자가 있을 확률이 약 10% 정도로 꽤 높습니다. 우리나라에서 궤양성 대장염의 경우 외국과 달리 가족 내 발생 빈도가 1.6-2.0%로 낮지만 궤양성 대장염 환자의 일차 친족(부모, 형제, 자식)에서 궤양성 대장염 발병 위험도는 일반인에 비해 14.2배로 서구에 비슷합니다. 그러나 가족 중에 궤양성 대장염 또는 크론병 환자가 여러 명이 있다 할지라도 아직까지 어떤 사람에서 질병이 나타날지 예견할 수 있는 인자는 알려져 있지 않습니다. 즉, "유전이 된다"와 "가족력이 있다"는 다르게 생각해야 합니다. 가족력이 있다는 것은 부모나 조부모 중 고혈압이 있는 분이 계실 때 자녀에게도 고혈압이 나타날 확률이 일반인 보다 높긴 하지만 반드시 나타나지는 않는 것이라고 이해해 볼 수 있고, 염증성 장질환도 마찬가지입니다. 또한 환자의 자녀에서 염증성 장질환의 유병률은 북서부 이탈리아에서 많은 수의 환자를 대상으로 분석한 다기관 연구에 의하면 0.4%(3/740명), 덴마크에서 범국가적으로 입원과 출산 자료를 분석한 연구에 의하면 0.7%(101/14,494명)로 보고되어 우려한 만큼 문제가 심각하지 않음을 보여줍니다. 염증성 장질환의 발병에 유전적 요인이 관여하는지 알아보기 위하여 근래에 우리나라뿐만 아니라 전세계적으로도 이들 질환과 관계되는 유전자를 밝혀내기 위한 대규모 유전자 연구가 활발히 진행 중입니다.

010 염증성 장질환은 전염됩니까?

아닙니다. 과거에는 여러 종류의 세균이나 바이러스가 염증성 장질환을 일으킨다고 생각하였으나 아직까지 증명되지 않았으며 최근에는 감염이 염증성 장질환의 원인이 되지는 않는다는 데 대부분의 학자들 의견이 일치하고 있습니다. 염증성 장질환 환자 가족 중에 또 다른 염증성 장질환 환자가 있을 확률이 높지만 환자 배우자가 염증성 장질환에 걸릴 확률은 보통 사람과 같습니다. 따라서 염증성 장질환이 전염될까 걱정할 필요는 없습니다. 그러나 물론 세균이나 바이러스의 이차적인 감염이 환자 자신의 염증성 장질환을 일시적으로 악화시킬 수는 있습니다.

011 심리적인 스트레스가 염증성 장질환을 촉발합니까?

신체와 정신은 서로 유기적으로 연관되어 있으므로 심리적인 스트레스가 염증성 장질환 뿐만 아니라 여러 질환의 경과에 영향을 미친다는 것은 사실입니다. 또한 염증성 장질환의 재발 직전에 심한 스트레스를 받았다는 예가 많습니다. 그러나 스트레스가 재발의 원인인지 결과인지는 분명하지 않습니다. 오히려 환자들이 호소하는 심리적인 불편감은 질병의 괴로운 증상에 대한 반응이라고 생각됩니다. 이러한 사실은 염증성 장질환 환자가 질병을 잘 이겨나가기 위하여 가족과 의사로부터 정신적인 도움을 필요로 한다는 것을 의미합니다.

012 염증성 장질환 발생 과정에 대하여 현재 알려져 있는 바는 무엇입니까?

염증성 장질환에서 염증 반응을 처음으로 일으키는 인자는 밝혀지지 않았으나 한번 시작된 염증 반응이 계속 증폭되어 장이 손상되고 증상을 일으키는 과정에 대해서는 상당히 밝혀지고 있습니다. 소화관은 음식물을 소화하여 흡수하는 역할 이외에도 외부로부터 우리 몸을 보호하는 중요한 일을 합니다. 정상적으로는 세균이나 바이러스가 외부로부터 침입하면 면역 반응이 일어나 몸을 보호하게 되며 면역 반응이 심할 경우에는 염증 반

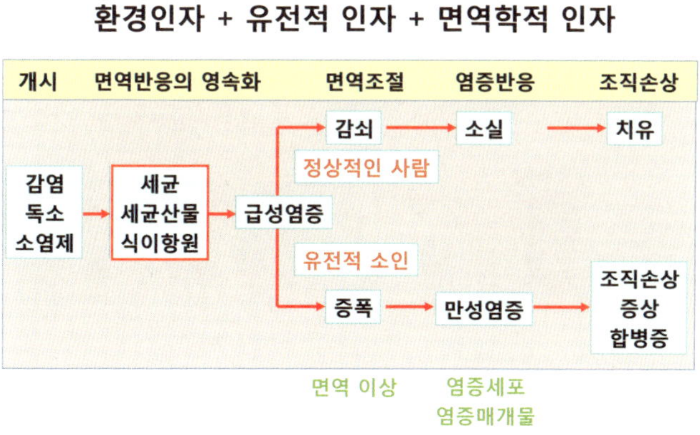

| 그림 6 | 염증성 장질환의 발생 기전

응이 일어납니다. 물론 이런 면역 반응 또는 염증에 의하여 세균이나 바이러스 등 면역 반응을 일으킨 요인이 제거되면 정상적으로는 염증 반응도 가라앉게 됩니다. 그러나 염증성 장질환에서는 면역 반응을 촉발한 요인이 없어진 상황에서도 면역 조절 기능 결함으로 인하여 염증을 일으키는 세포가 병이 있는 부위로 계속하여 모이고 이들이 아라키돈산 대사물질, 염증성 사이토카인, 단백질 분해효소, 보체 등 염증을 매개하는 여러 가지 물질을 분비하게 되어 염증 반응이 계속되어 증폭됩니다.

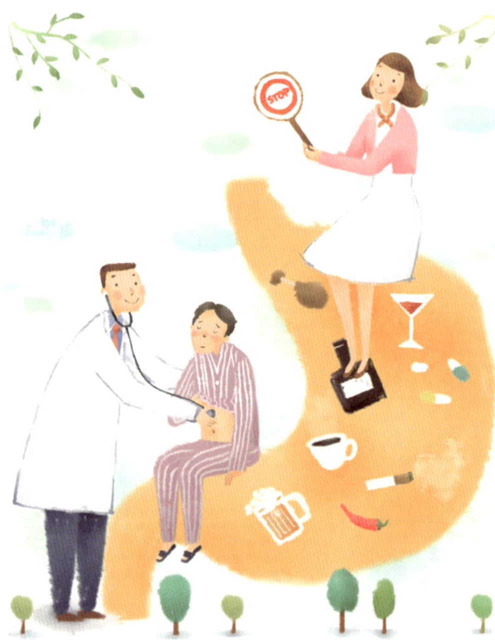

염증성 장질환 증상

궤양성 대장염, 크론병 및 베체트 장염은 모두 앞서 언급한 바와 같이 소화관의 만성 염증성 질환이므로 증상이 비슷하지만 염증 종류와 염증이 생기는 부위에 따라 약간 차이가 있습니다. 염증성 장질환은 만성 질환이지만 늘 고통스러운 증상이 있는 것은 아니고 상당수 환자에서는 일시적으로 증상이 나빠졌다가(재연) 한 동안 증상 없이 지내는 경과(관해)를 반복하게 됩니다.

013 염증성 장질환 증상에는 어떤 것이 있습니까?

염증성 장질환 증상은 크게 나누어 소화관 염증에 기인한 증상, 전신적인 일반 증상, 장외 증상, 그리고 합병증에 의한 증상으로 나누어 볼 수 있습니다.

소화관 염증에 의한 증상 중에는 설사 등 배변 습관 변화가 가장 현저하며 대변 굳기가 변하여 묽은 대변 또는 물과 같은 설사를 하게 됩니다. 때에 따라서는 대변에 피나 점액이 섞여 나옵니다. 대변을 본 후에도 덜 본 것 같이 곧 다시 마려운 후중증 또는 잔변감은 직장에 염증이 있는 경우 흔히 나타나는 증상입니다. 복통은 흔히 겪는 증상으로 염증이 있는 부위와 염증 종류에 따라 아픈 곳과 아픈 정도 및 어떻게 아픈지가 다릅니다. 일부 환자는 구역질 또는 구토를 호소합니다.

기운이 없고 피로하며 식욕이 떨어지는 것은 흔히 경험하는 전신적인 일반 증상입니다. 미열은 비교적 흔하지만 고열이나 오한이 있는 경우에는 감염 등 합병증이 생긴 것을 의심하여야 합니다(장외증상 및 합병증 부분 참조).

014 궤양성 대장염 증상은 무엇입니까?

궤양성 대장염의 첫 증상은 대변이 점차적으로 묽어지면서 피가 섞여 나오는 것입니다. 간헐적인 복통과 대변이 마려운 느낌이 자주 들고 때로는 대변을 본 후에도 덜 본 것 같은 느낌이 있습니다. 그 외에도 점액변, 야간 설사 등이 동반될 수 있습니다. 설사는 서서히 나타나기도 하지만 때로는 갑자기 심한 설사가 시작되기도 합니다. 그 외 중증인 경우에는 식욕 부진, 오심, 구역, 구토, 발열, 부종, 전신 쇠약감이 나타날 수 있습니다. 오랫동안 병을 앓은 경우에는 빈혈과 더불어 영양 결핍으로 인하여 체중이 줄어들게 됩니다. 일부 환자에서는 관절, 눈, 피부, 간, 신장 등에 이상을 일으키기도 합니다(장외증상).

015 크론병 증상은 무엇입니까?

크론병에서는 복통과 설사가 가장 흔한 초기 증상입니다. 통증은 배꼽 주위 또는 오른쪽 아랫배에 가장 흔하고 식후에 더 심한 것이 보통입니다. 열이 나거나 식욕이 없어지는 증상도 비교적 흔하며 관절통이 동반되기도 합니다. 항문 주위 불편감 또는 통증도 흔히 나타나는 증상이며 이는 항

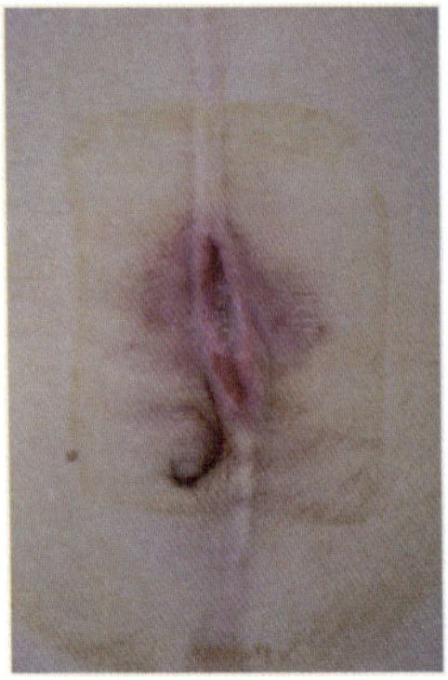

피부-장-누공

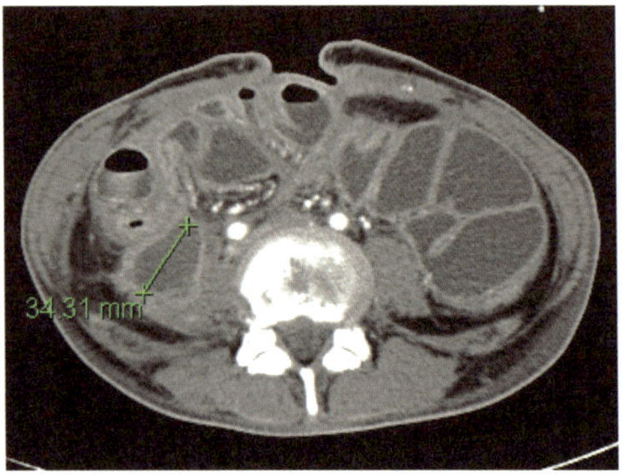

복강내 농양

| 그림 7 | 누공, 농양 사진

문 주위 농양(고름집), 누공(직장과 항문 주위의 피부 사이에 구멍이 뚫리는 것) 및 열상(항문 주위가 찢어지는 것)과 연관되기도 합니다. 그래서 크론병으로 진단 받기 전에 치질이나 치열로 생각하고 지나치는 경우도 종종 있습니다. 궤양성 대장염에 비하여 체중 감소가 더 흔하며 소아 환자에서는 성장 장애가 동반되기도 합니다.

016 베체트 장염 증상은 무엇입니까?

베체트병이 장을 침범하는 경우 베체트 장염이라고 부르며 대부분 소장과 대장이 연결되는 부위에 문제를 일으키므로 오른쪽 아랫배 통증이 가장 흔한 증상입니다. 염증이 장벽의 전층을 침범한 경우에는 지속적이고 한

곳에 국한된 통증이 나타나며 협착(장이 좁아지는 것)이 있는 경우에는 장이 움직일 때마다 간헐적인 통증이 생기는 것이 특징입니다. 물론 베체트병의 일반적인 증상인 구내 궤양, 항문 또는 성기 부위 문제도 같이 말썽을 부립니다. 궤양성 대장염이나 크론병에 비하여 설사하는 경우는 적으나 때로는 심한 장 출혈이 동반되기도 합니다.

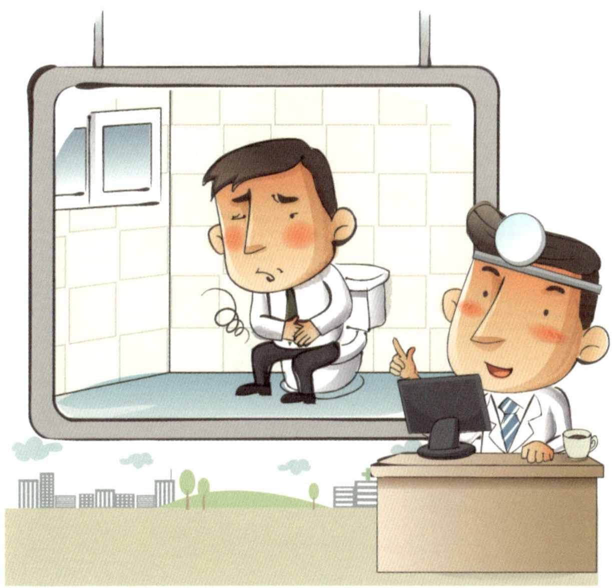

염증성 장질환 진단

한 가지 방법으로 이들 질환을 진단할 수는 없고 여러 검사를 병행하여야 합니다. 처음 병원을 찾은 환자에서는 자세한 병력을 듣고 진찰을 한 후 몇 가지 혈액검사와 더불어 대장내시경을 통하여 항문과 직장, 대장 및 말단회장(소장 끝부분) 내부를 관찰하는 검사를 합니다. 대장내시경검사는 대장 내부를 관찰할 수 있을 뿐만 아니라 필요하면 병리검사(현미경으로 조직을 관찰하는 것)를 위한 조직을 얻을 수 있다는 장점이 있습니다. 크론병과 베체트 장염은 흔히 소장을 침범하므로 소장 영상 검사도 필요합니다. CT촬영(컴퓨터 단층촬영)이 크론병과 베체트 장염에서 장 벽이 두꺼워진 정도를 통해 염증 정도나 부위를 알아보거나 농양을 진단하는데 도움이 되기도 합니다. CT촬영으로는 간, 담낭, 신장 등도 같이 관찰할 수 있습니다.

대장 또는 소장이 아닌 부분에 불편한 증상이 있는 경우에는 다른 검사를 하기도 합니다. 관절통이 있는 환자에서 관절 엑스레이 촬영과 피부 질환이 동반된 환자에서 피부 조직검사를 하는 것이 그 예입니다. 물론 염증성 장질환과 비슷한 다른 질병을 구별하기 위하여 대변 검사 등 추가적인 검사가 필요한 경우도 있습니다.

017 염증성 장질환에서 대장내시경 검사는 왜, 언제 해 보아야 합니까?

염증성 장질환을 정확하게 진단하기 위해서는 대장내시경검사가 꼭 필요합니다. 내시경을 통하여 관찰하는 장 내부 변화와 더불어 조직검사를 통해 확인할 수 있는 정보를 종합하여 염증성 장질환을 진단하며 다른 종류의 질환과 구별할 수 있습니다. 때로는 대장내시경검사와 조직검사를 병행하여도 확실하게 진단할 수 없는 경우도 있는데 이런 경우에는 반복적인 검사나 다른 검사 소견을 참고하게 됩니다. 대장내시경검사는 염증성 장질환이 대장 어느 부위에 있고 어느 정도 심한지를 평가하기 위해서도 유용하며 치료에 대한 반응을 알아보기 위하여 시행하기도 합니다. 또한 오랫동안 염증성 장질환을 앓은 사람에서는 대장암이 잘 생기므로 대장암을 조기에 진단하기 위하여 정기적인 대장내시경 검사가 권장되고 있습니다.

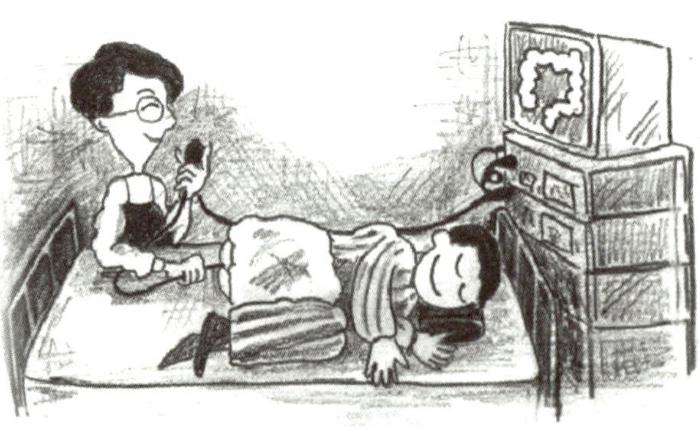

| 그림 8 | 대장내시경 시행 그림

| 표 2 | 염증성 장질환에서 대장내시경 역할

염증성 장질환에서 대장내시경 검사가 필요한 이유
염증성 장질환의 정확한 진단
염증성 장질환 부위 및 범위 평가
염증성 장질환 정도 평가
치료에 대한 반응 평가
합병증 진단
대장암의 조기 진단

018 설사를 하는 사람은 누구나 대장내시경 검사를 받아야 합니까?

앞서 언급한 바와 같이 염증성 장질환은 소장 및 대장의 만성 염증성 질환입니다. 따라서 적어도 3개월 이상 설사가 계속되고 설사 원인이 분명하지 않은 경우에는 염증성 장질환을 의심하게 됩니다. 따라서 짧은 기간 동안 설사하는 경우에는 대장 검사가 필요하지 않습니다만 설사가 오랜 기간 동안 계속되거나 혈변 등 다른 증상과 동반되는 경우에는 대장내시경 검사를 포함하는 여러 검사로 장에 기질적인 질환이 있는지 알아보아야 합니다.

019 궤양성 대장염, 크론병 및 베체트 장염 내시경 소견에는 어떤 것이 있습니까?

정상적인 장 점막은 매끄럽고 매우 얇고 투명하여 점막하층 혈관이 깨끗하게 비추어 보입니다. 그러나 궤양성 대장염에서는 점막이 붓고 빨갛게 충혈됨에 따라 투명하지 않게 되므로 점막하층 혈관이 보이지 않게 되며 표면이 거칠어집니다. 또한 점막이 쉽게 손상 받아 조금만 닿아도 피가 나며 점액 또는 고름과 같은 분비물이 스며 나오기도 합니다. 심한 경우에는 저절로 출혈하고 점막이 벗겨져 나가 불규칙한 모양의 궤양이 생깁니다. 이런 변화는 직장으로부터 시작하여 연속하여 대칭적으로 존재합니다. 대부분의 경우 직장에는 염증이 있으며 대장의 어느 부분까지 이상이 있는지는 환자에 따라 다릅니다. 염증이 오래 계속되는 경우에는 장이 좁아지고 짧아지며 대장 주름이 없어집니다.

크론병에서는 병이 있는 부분의 점막이 심하게 부어 마치 자갈밭 같은 모양이 되며 주위와 잘 구별되는 궤양이 특징적인데 궤양이 큰 경우 대부분은 장의 주행 방향에 따라 길게 생깁니다. 때로는 이런 이상이 대장과 소장의 여러 곳에 동시에 생기는 경우도 있으며 병이 있는 부분 사이에 정상적인 부분이 끼어 있을 수 있습니다. 크론병에서는 궤양성 대장염에 비하여 협착(장의 어떤 부분이 심하게 좁아지는 것)과 누공(장에 구멍이 나서 다른 부위의 장 또는 다른 장기와 연결되는 것)이 잘 생깁니다.

베체트 장염에서는 대부분 소장과 대장이 연결되는 부위에 깊고 큰 궤양이 생기는데 궤양 가장자리는 심하게 부어 솟아 오른 모양을 보이며 궤양

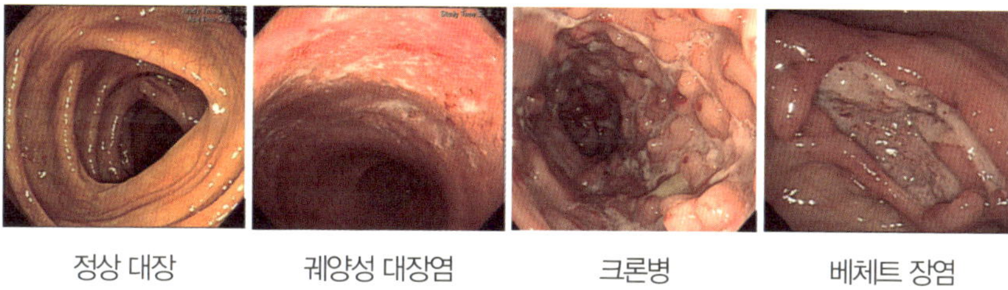

| 그림 9 | 염증성 장질환의 대장내시경 소견
(정상 점막, 궤양성 대장염, 크론병, 베체트 장염)

바닥은 두터운 백태로 덮혀 있습니다. 때로는 궤양이 여러 개인 경우도 있습니다. 적절한 치료 후 작은 궤양은 흔적을 남기지 않고 치유되지만 큰 궤양은 상처를 남기게 됩니다.

Q20 염증성 장질환은 세균성 장염과 어떻게 다릅니까?

장염을 일으키는 세균의 종류는 매우 많습니다. 대부분 세균성 장염은 증상이 갑자기 나타나고 짧은 기간 내에 소실되는 것이 특징이며 대장내시경 검사 등으로 염증성 장질환과 구별할 수 있습니다. 그러나 어떤 세균성 장염은 염증성 장질환과 매우 비슷한 증상을 보이고 때에 따라서는 여러 가지 검사 방법을 동원하여도 구별하기 어려운 경우도 있습니다. 대변 세균 배양검사로 세균성 장염을 진단할 수 있지만 염증성 장질환이 있는 환자도 이차적으로 세균에 감염될 수 있으므로 모두 구별할 수 있는 것은 아닙니다. 이런 경우에는 항생제를 투여하여 치료에 대한 반응을 관찰하거나 일정 시간이 지난 후 검사를 반복하여 판단할 수 있습니다.

021 염증성 장질환과 비슷한 다른 질환은 없습니까?

장에 염증을 일으키는 질환은 모두 염증성 장질환과 감별하여야 합니다. 염증성 장질환에서 흔히 보이는 설사, 혈변, 복통 등 증상을 나타내는 질환도 여러 가지가 있습니다. 대부분의 경우 진찰과 검사에 의하여 구별이 가능하지만 장결핵은 크론병 또는 베체트 장염과 구별하기 어려운 경우가 많습니다. 장결핵은 감염성 질환이지만 만성 경과를 보이고 내시경 또는 컴퓨터 단층 촬영 검사에서 관찰되는 이상 소견이 크론병 및 베체트 장염과 비슷하기 때문입니다. 간혹 여러 검사와 조직검사를 병용하여도 구별할 수 없는 예가 있으며 이럴 때에는 항결핵제를 일정 기간 동안 투여한 후 검사를 반복하여 치료에 대한 반응을 진단에 참고하기도 합니다.

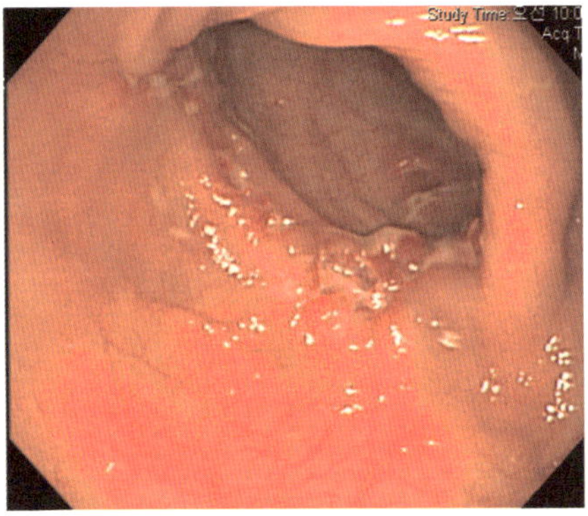

| 그림 10 | 장결핵의 내시경 사진

022 궤양성 대장염, 크론병 및 베체트 장염이 얼마나 심한지는 어떻게 알 수 있습니까?

궤양성 대장염에서는 설사 횟수, 혈변 정도, 체온, 맥박, 진찰 소견, 영상 검사 및 혈액 검사 등을 고려하여 가벼운 정도, 중간 정도, 심한 정도 및 매우 심한 정도로 나눕니다(부록 1, 2).

크론병에서는 궤양성 대장염에 비하여 병이 발생하는 부위와 증상이 다양하므로 병의 활동성 또는 중증도를 평가하는 방법이 복잡합니다. 병원에 내원하기 전 일주일간 평균 대변 횟수, 복통 정도, 전반적인 몸 상태, 합병증, 지사제를 사용할 정도로 설사가 심한지, 복부 종괴(배를 진찰할 때 덩어리가 만져지는 것), 빈혈 정도 및 체중 등에 미리 정해진 가중치를 곱하여 점수를 계산하는 크론병 활동성 지표(또는 CDAI라고 부릅니다)와 H-B 지표를 많이 이용하고 있습니다(부록 3, 4, 5). 크론병 활동성 지표가 450점 이상이면 매우 심한 상태를 의미하고, 221-450이면 중등도, 150-220이면 경한 정도, 150점 이하이면 관해(증상이 없는 상태)라고 판정합니다. 크론병 활동성 지표는 계산하기가 번거로우므로 H-B 지표 또는 내원 하루 전의 증상으로 판단하는 단순화 지표도 흔히 이용되고 있습니다(부록 4, 6).

베체트 장염에서는 그 동안 활동성 또는 중증도를 평가하는 보편적인 방법이 없었고 크론병 활동성 지표를 이용하고 있었으며 지표 중에서도 복통 정도가 가장 중요한 의미를 가진다고 생각하였습니다. 최근 우리나라에서 베체트 장염 활성도 지표를 개발하여 사용 중에 있으며 국제적으로 진료와 연구에 통용되고 있습니다(부록 7).

염증성 장질환에서 활동성 또는 중증도 평가는 치료에 대한 반응을 평가하는 데 있어서 매우 중요합니다. 따라서 환자 스스로도 증상 정도를 일관되고 객관화하려고 노력해야 합니다.

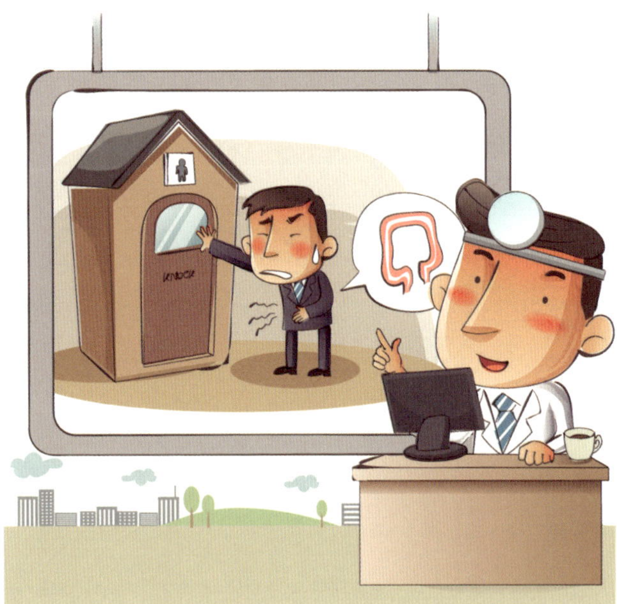

내과적 치료

염증성 장질환 원인은 아직까지 자세히 밝혀지지 않았으므로 완치에 이르는 길은 열려 있지 않지만, 병의 경과에 미치는 인자에 대해서는 많은 연구가 진척되어 여러 가지 치료가 개발되었으며 상당한 효과를 얻고 있습니다. 현재에도 많은 치료 약제가 개발 중이며 임상 시험 중입니다. 여러 가지 치료법이 있다는 것은 한 가지의 이상적인 치료법이 없다는 것을 의미합니다만 그렇다고 해서 현재 사용되는 치료법이 효과가 없다는 뜻은 더욱 아닙니다. 염증성 장질환은 환자에 따라 질병이 생기는 부위나 범위, 증상, 경과 등이 다양할 뿐 아니라 치료에 대한 반응도 모두 다릅니다. 심지어는 같은 환자에서도 때에 따라 어떤 치료가 효과를 보이기도 하고 그렇지 않기도 합니다. 따라서 효과가 검증된 치료 중 치료에 따르는 득실을 고려하여 각 환자의 그때 상황에 가장 적합한 방법을 선택하여야 합니다. 이를 위해서는 염증성 장질환에 대한 경험이 풍부한 전문의를 찾아 의논하여야 할 것입니다.

023 염증성 장질환은 치료될 수 있습니까?

염증성 장질환은 만성 질환입니다. 만성 질환이란 질병이 금방 없어지지 않고 오랫동안 계속 문제가 된다는 뜻입니다. 자신의 병이 없어지지 않고 계속된다고 말하면 "저는 불치 병에 걸렸군요"하면서 절망하는 환자를 흔히 봅니다. "불치 병"이라 하면 보통은 악성 종양 즉 암을 떠올리게 되고 이때 불치 병이란 뜻에는 질병이 점차 진행하여 정상적인 생활을 하지 못하게 되고 결국에는 질병으로 인하여 죽게 될 것이라는 두려움이 바탕에 있을 것입니다. 이런 경우 저자는 "눈이 나빠 안경을 쓴 사람도 불치 병이지만 절망하지 않고 잘 지냅니다"라고 다소 과장된 예를 들어 환자를 위로하고 긍정적인 자세를 갖도록 격려합니다. 불치 병이란 이런 뜻을 내재하고 있으므로 염증성 장질환이나 당뇨병 등 만성 질환을 표현하는 적절한 어휘가 아닙니다. 질병 치료의 일차적인 목표는 병을 완전히 낫게 하는 것입니다. 그러나 일차적인 목표를 달성하기 어려운 경우에는 질병으로 인한 증상이나 불편을 최소화하여 정상적인 생활을 해 나갈 수 있도록 하는 이차적인 목표를 세우게 됩니다.

염증성 장질환은 앞서 언급한 바와 같이 증상이 없어지는 관해기와 다시 악화하는 재연기가 반복되는 만성 질환입니다. 물론 완치에 이르는 길은 아직까지 열려 있지 않지만 적절한 치료에 의하여 증상을 조절하는 것은 가능하고 합병증을 예방할 수 있습니다. 더구나 염증성 장질환에 의하여 사망하는 환자는 흔하지 않습니다. 최근에 새로운 치료제가 많이 개발되었고, 현재도 연구되고 있기 때문에 곧 완치에 다가갈 수 있을 것입니다. 따라서, 적극적이고 꾸준한 치료로 합병증 발생을 억제하고 삶의 질을 향상시키려고 노력해야 할 것입니다.

024 염증성 장질환은 어떻게 치료합니까?

우리나라에서도 최근 염증성 장질환이 증가하고 있으나 현재 이 분야에 경험이 풍부한 전문의는 많지 않습니다. 우선 이 분야의 전문의가 근무하고 있는 병원 중 정기적으로 다니기 쉬운 곳을 선택하여 등록하고 치료 방침을 의논합니다.

염증성 장질환을 완치시키는 방법은 아직까지 알려져 있지 않으므로 내과적인 치료 목표는 염증 반응을 가라앉히고, 손상된 조직이 치유되도록 하며, 설사, 혈변 및 복통 등 증상을 완화시키는 것입니다. 최근에는 증상뿐만 아니라 내시경을 통해 장점막을 보았을 때 점막도 모두 치유되는 상태에 이르는 것을 목표로 하기도 합니다. 이를 위해서는 치료를 시작하기 전에 염증성 장질환이 있는 부위와 범위 및 염증 정도를 정확하게 평가하는 것이 우선적으로 필요하며 치료 효과는 치료 전 상태를 토대로 판정하게 됩니다. 최근에는 다양한 생물학적 제제가 개발되면서 이러한 목표를 도달하는 데 더욱 용이해졌습니다.

증세를 가라앉히기 위한 대증요법 및 식이요법과 더불어 투약은 내과적 치료의 기본입니다. 염증성 장질환에 대한 치료는 관해 유도요법과 유지요법으로 나눌 수 있습니다. 유도요법은 관해(증상이 완전히 가라앉은 상태)를 유도하기 위한 치료로서 여러 가지 약을 동시에 사용하거나 한 가지 약이라 할지라도 여러 가지 방법으로 투여하는 복합요법을 일반적으로 이용합니다. 유도요법을 시작한 후 증상이 호전되면 사용하는 약의 종류 및 용량을 점차 줄여 최소한의 투약 즉, 유지요법을 꾸준히 계속합니다. 하지만 증상이 호전되지 않거나 악화되면 다른 약을 투여하거나 여러 가지 약을 복합하여 사용합니다. 이러한 노력에도 불구하고 증상이 호전되지 않거나 약 부작용이 문제가 될 때에는 약제변경이나 수술을 필요로 하게 됩니다.

025 염증성 장질환을 치료하기 위하여 어떤 약을 사용합니까?

염증성 장질환 원인은 아직까지 밝혀지지 않았으나 발생 과정에 대해서는 어느 정도 지식이 축적되었고 이를 토대로 여러 가지 약제가 개발되어 사용되고 있습니다. 많이 사용되고 있는 염증성 장질환 치료제는 항염증제, 부신피질 호르몬제, 면역조절제, 생물학적 제제, 항생제 및 기타로 분류할 수 있습니다. 치료제는 염증 종류, 정도, 부위 및 합병증에 따라 적절한 약을 현재 사용 가능한 약제 중에서 선택하여야 하며 치료 효과는 극대화하고 부작용은 최소화할 수 있는 방법을 택하여야 합니다.

염증성 장질환 치료제는 주사, 경구 복용을 위한 약, 좌약, 관장 등 여러

| 표 3 | 염증성 장질환 치료 약제

염증성 장질환을 치료하기 위하여 사용하는 약제
항염증제 : 설파살라진/메살라진
부신피질호르몬제 : 프레드니손, 프레드니솔론, 하이드로콜티손, 엔토코트
면역조절제 : 아자치오프린, 6-MP, 사이클로스포린, 메토트렉세이트
생물학적 제제 : 인플릭시맙, 아달리무맙, 골리리무맙, 베돌리주맙, 우스테키누맙
소분자 제제 : 토파시티닙
항생제 : 메트로니다졸, 시프로플록사신

형태로 시판되고 있으므로 염증 종류, 부위 및 범위에 따라 같은 약제에서도 적절한 투여 형태를 선택하게 됩니다. 기본적인 치료 방침은 항염증제이고, 항염증제 치료로 충분한 반응이 없다면 면역조절제, 생물학적 제제 순으로 치료하는 것이 일반적이며, 이들 약제는 병용 투여 하기도 합니다. 증상이 아주 심한 경우에는 빠른 증상 완화를 위해 스테로이드 제제를 사용할 수 있습니다.

의학의 비약적인 발전에 따라 여러 가지 최신 치료제가 속속 개발되고 있습니다. 이들 치료의 장기적인 효과와 부작용 결과가 현재 점점 축적되고 있으므로 치료에 대한 희망은 점점 높아져 가고 있습니다.

026 항염증제는 어떤 약입니까?

설파살라진은 설파계 항생제인 설파피리딘 분자와 아스피린과 비슷한 5-ASA(5-aminosalicylic acid) 분자가 결합된 약제입니다. 이 약을 복용하면 장내 세균이 이 두 분자 사이의 결합을 분리하여 항염증 작용을 나타내는 5-ASA가 유리됩니다. 설파살라진은 궤양성 대장염과 대장을 침범하는 크론병 및 베체트 장염에 효과가 있습니다. 궤양성 대장염에서는 관해 유도와 증상이 완전히 없어진 상태(관해)에서 다시 나빠지는 것(재연 또는 재발)을 예방하기 위하여 이 약을 처방합니다. 크론병에서는 재연 예방 효과가 확실하게 증명되어 있지는 않습니다. 최근에 발표된 자료에서 일부 약제에서 수술 또는 약물로 관해가 유도된 환자에서 항염증제 사용이 재연 방지에 효과가 있음이 보고되었기도 하였으나, 다른 제형의 항염증제에서는 효과가 없다고 보고되는 등 그 결과가 일치하지 않아 소장에 발생하는 크론병에서는 모든 환자에게 권고되지 않습니다. 베체트 장염의 경우 최근 연구결과에 따르면, 5-ASA나 설파살라진이 관해유지에 효과가 있으나, 35세 미만의 젊은 연령, CRP라는 혈액의 염증수치가 높았던 환자, 질병활성도가 높았던 환자에서는 재발 위험도가 높아 주의를 필요

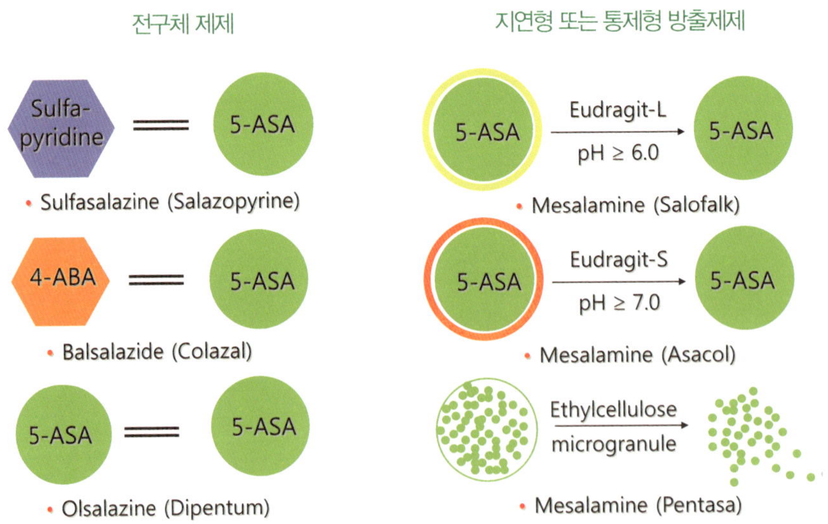

| 그림 11 | 다양한 항염증제 종류 및 작용 기전

한다고 보고되었습니다. 설파살라진 부작용은 대부분 설파피리딘 분자에 기인하므로 설파피리딘 분자는 없애고 5-ASA 분자만 가진 약을 개발하였는데 이를 메살라민 또는 메살라진이라 부릅니다. 즉, 5-ASA를 그냥 복용하면 병이 없는 소장에서 모두 흡수되어 정작 약이 필요한 부분에는 도달하지 않으므로 5-ASA를 여러 가지의 방법으로 특수 처리하여 병이 있는 부분까지 도달하도록 만든 약이 메살라민입니다. 메살라민은 설파살라진과 효과는 비슷하지만 부작용이 다소 적습니다. 메살라민은 경구 복용을 위한 약제도 있고, 좌약 또는 관장으로 투여할 수도 있는데, 좌약과 관장은 각각 직장 또는 왼쪽 대장까지 염증이 있는 경우 유효합니다. 물론 이 경우 관해를 유지하기 위한 목적으로도 메살라민 좌약 또는 관장을 사용할 수 있습니다. 경구용 메살라민은 활동성 궤양성 대장염, 크론병 및 베체트 장염에 효과가 있을 뿐 아니라 이들 질환의 관해를 유지하는 데에도 유효한 것으로 알려져 있습니다.

현재 국내에서 소장 끝 부분 또는 대장에 5-ASA를 전달하기 위하여 다양한 형태의 메살라민 제제가 개발되어 시판되고 있는데 설파피리딘 대신 독성이 없는 다른 분자를 사용한 콜라잘(Colazal), 5-ASA가 서서히 유리되도록 셀루로즈 또는 레진에 흡착시킨 펜타사(Pentasa), 장내의 산성도(pH)가 알카리화 되면 5-ASA가 유리되도록 포장한 아사콜(Asacol) 및 메자반트(Mezavant) 등이 그 예입니다. 설파살라진과 메자반트, 콜라잘은 대장 염증에 유효한 반면 아사콜 및 펜타사는 소장 염증에도 효과를 나타냅니다.

5-ASA 제제들이 일반적으로 하루에 두 세 번 많은 양의 약을 복용해야 하는 반면, 메살라민 성분의 메자반트는 한 알에 들어가는 용량이 1,200mg로 많아 복용해야 하는 알약 수를 줄일 수 있어 복용이 편리한 게 특징입

니다. 그리고 특수한 약물 전달 기술을 이용하여 약을 복용하였을 때 위에서 쉽게 안 풀어지고, 궤양성 대장염 주요 병변 부위인 대장까지 잘 도달할 수 있게 하며, 오랜 시간 동안 약을 방출하는 특징을 가지고 있습니다. 최근 펜타사도 한 포에 들어가는 용량이 2,000 mg로 많은 과립 제제를 국내에 새롭게 출시해서 복용이 편리하도록 하였습니다.

027 부신피질 호르몬제는 어떤 약입니까?

부신피질 호르몬이란 부신(신장 위에 붙어 있는 내분비 기관)에서 분비되는 호르몬으로 당 및 수분 대사, 신경 및 근육 기능 조절, 위산 분비, 스트레스에 대한 반응 등 여러 가지 중요한 작용을 합니다. 부신피질 호르몬제(프레드니손, 프레드니솔론 또는 하이드로콜티손)는 경구용, 주사용 및 관장용이 있는데 활동성 염증이 심한 경우 주로 사용하며 증상이 호전되면 서서히 양을 줄여 끊게 됩니다. 즉, 부신피질 호르몬제는 주로 유도요법에 사용하며 유지요법으로 사용할 경우 효과는 없고 부작용만 있다는 사실이 알려져 있습니다. 요약하면 증상이 비교적 심한 염증성 장질환에 대한 부신피질 호르몬제의 단기적인 효과는 인정되고 있으나 유지요법으로 사용할 경우에는 치료효과가 없고 용량 및 투여기간에 비례하여 부작용이 나타나므로 그 가치가 높게 인정되지 못하고 있습니다.

한편 염증이 장의 일부에 국한되어 있는 경우에 전신적으로 부신피질 호르몬제를 투여하면 부작용이 많으므로 필요한 부분에만 소량을 직접 투여하는 국소 치료가 좋은 결과를 얻고 있습니다. 또한 점막에서 국소적인 치료효과는 높이고 전신적인 부작용은 최소화하기 위한 새로운 부신피질 호르몬제가 속속 개발되고 있습니다. 그 중의 하나인 엔토코트(Entocort, budesonide)는 직장으로 투여할 경우 10-15%만 흡수되어 부신피질 기능을 억제하지 않을 뿐 아니라 다른 부작용도 적지만 치료 효과는 우수합니다. 최근에는 원하는 부위에서 서서히 유리되는 엔토코트 경구제제와 베클로메타손(Beclomethasone) 제제가 개발되기도 하였습니다.

028 부신피질 호르몬제는 어떤 부작용이 있나요?

부신피질 호르몬제를 장기간 복용하면 얼굴이 보름달 같이 둥글게 되고 여드름이 나며, 몸에 털이 많이 자라게 됩니다. 또 식욕이 무척 좋아지고 체중이 증가합니다. 속쓰림과 소화불량도 흔히 경험하는 부작용입니다. 장기적인 부신피질 호르몬제 사용은 위 또는 십이지장 궤양, 골다공증, 당뇨병, 고혈압, 고지혈증, 성격 변화 등을 일으키기도 하며, 백내장과 녹내장도 비교적 흔히 발생하는 부작용이므로 정기적인 안과 진찰을 요합니다. 상처가 생길 경우 잘 낫지 않게 되며 감염에 대한 저항성이 떨어지므로 부신피질 호르몬제를 사용하고 있는 중에는 세심한 주의를 요합니다. 그러나 대부분 부작용은 단기 사용시 문제가 없고 부신피질 호르몬제 용량을 줄이면 덜해지고 약을 끊으면 없어지는 것이 보통입니다.

이러한 부작용으로 인해 많은 분들이 부신피질 호르몬제 사용을 걱정하거나 두려워하는 경우가 종종 있는데, 부신피질 호르몬제는 불이 났을 때 불을 끄는 소화기 역할을 하는 것과 같아서 어떤 상황에서는 꼭 필요한 약제이기도 합니다. 다만, 부작용을 최소화 할 수 있도록 적정 기간, 적정 용량으로 사용하게 되므로 너무 불안해 하지 마시고 주치의와 상의하고 본인에게 필요한 치료 절차를 따라가는 것이 좋겠습니다.

Q29 면역조절제는 어떤 약입니까?

면역조절제로는 아자치오프린(azathioprine)과 6-MP(6-mercaptopurine)가 대표적인데 부신피질 호르몬제를 장기적으로 사용하여 생기는 문제를 피하기 위하여 주로 처방되며 때로는 다른 약으로 조절되지 않는 증상을 호전시키기도 합니다. 면역조절제는 사용하기 시작한 후 최대 3개월이 지나서야 그 효과가 나타나므로 그동안에는 다른 약을 계속 써야 합니다. 6-MP는 아자치오프린이 몸속에서 대사되는 과정 중 생기는 물질로 궁극적으로 두 약물의 작용 기전은 같습니다.

메토트렉세이트(methotrexate)는 핵산의 합성을 억제하여 세포분열을 제한하는 약제로서 류마티스 관절염과 같은 염증성 질환에 대한 효과는 이미 입증되어 있으며 염증성 장질환에도 아자치오프린이나 6-MP를 쓰지 못하는 경우 사용되기도 합니다.

사이클로스포린(cyclosporin)은 T 세포가 매개하는 면역 및 염증 반응을 강력하게 차단하지만 다른 면역조절제와는 달리 골수 기능을 심하게 억제하지는 않습니다. 사이클로스포린은 신장 등 장기이식 후 이식에 대한 거부반응을 억제하기 위하여 많이 사용되고 있습니다. 염증성 장질환 중에서는 심한 급성 궤양성 대장염에서 일시적으로 염증을 완화시키는 효과가 증명되었으며 누공이 있는 크론병 및 베체트 장염에서 일부 유효성이 인정됩니다. 그러나 처음 기대에 반하여 그 외의 경우에는 효과가 입증되지 않았으며 유지요법으로의 효과도 없는 것으로 밝혀졌습니다.

030 면역조절제는 어떻게 효과를 나타내나요?

우리 몸의 가장 기본적인 단위인 세포 안에는 디엔에이(DNA)라는 물질이 있는데 세포가 증식하려면 필수적으로 필요한 DNA 합성이 필요합니다. 면역조절제는 DNA 합성을 방해하여 세포 증식, 특히 면역세포인 림프구의 증식과 작용을 감소시켜 우리 몸의 면역 반응과 염증 반응을 억제하게 됩니다. 따라서 염증성 장질환의 중요한 원인으로 생각되는 과도한 면역, 염증 반응을 감소시킵니다.

031 아자치오프린/6-MP는 언제 사용하나요?

일반적으로 염증성 장질환 초기 치료에(부신피질 호르몬)을 사용하게 되는데 앞서 언급한 대로 스테로이드는 부작용이 많아 장기간 사용이 어려운 경우가 많습니다. 또한 이 약은 초기 치료에는 효과적이나 관해유지에는 도움이 되지 않습니다. 따라서 아자치오프린/6-MP는 일반적으로 6개월 이상 스테로이드를 사용하거나 적어도 2회 이상 시도하여도 스테로이드를 중단하지 못하는 스테로이드 의존성 환자, 스테로이드를 사용하여도 증상 호전이 없는 스테로이드 저항성 환자 및 이들 약물 부작용 때문에 사용하지 못할 경우에 사용합니다. 또한 크론병 환자에서는 회장 병변과 항문 누공이 동반되어 있을 경우에도 효과가 알려져 있습니다.

약물의 반응률은 대략 58%~89% 정도이고, 12개월 관해 유지율은 64%~75% 정도로서 관해 유지와 스테로이드 절감 효과에 대한 유효성이 인정되고 있습니다.

아자치오프린은 하루 Kg당 2~2.5 mg, 6-MP는 Kg당 1~1.5 mg이 권장 용량입니다. 사용 초기에는 적은 용량부터 시작하여 1~2주 간격으로 서서히 증량하여 유지 용량에 이르는 방법과 처음부터 적절한 용량으로 시작하는 방법이 있습니다. 이러한 면역조절제들은 약물 효과가 나타나려면 최대 약 3개월이 걸리므로 기존 약제를 중단하지 않은 상태에서 새로이 추가하여 사용하며 약물 효과가 나타나는 시점에서 스테로이드 등 약물을 점차로 줄여 나가야 합니다.

032 아자치오프린/6-MP 부작용은 무엇이 있나요?

아자치오프린/6-MP의 부작용으로는 알러지 반응과 비알러지 반응으로 구분할 수 있습니다. 사용하는 용량과 상관없이 발생하는 것이 알러지 반응으로 1~4주 이내의 빠른 시간에 나타나고 재투여할 경우에는 훨씬 심하고 빠른 시간에 부작용이 나타나므로 대부분의 경우 약제를 계속 사용하지 못하게 됩니다. 가장 흔한 알러지 반응은 췌장염, 발열, 피부 발진, 복통, 설사, 담즙정체성 간염 등입니다. 반면 비알러지 반응은 사용하는 용량이 많을수록 나타나는 부작용으로 약물 농도를 감소시키거나 중단하면 소실됩니다. 또한 비교적 늦게 반응이 나타나서 때로는 수개월 또는 수년간 사용하고 있는 도중에 부작용이 발생하기도 합니다. 이중 백혈구 감소증, 혈소판 감소증 등 골수기능 억제와 이로 인한 감염이 약제 용량을 제한하는 가장 흔한 원인이며 그 외 악성 종양 등이 발생하기도 한다고 알려져 있으나 매우 드물다고 알려져 있습니다. 전체적인 부작용 빈도는 대략 10~29%에서 발생한다고 알려져 있습니다만 약제 사용에 제한을 받는 심각한 부작용 빈도는 이보다 훨씬 낮습니다. 따라서 이 약제 사용이 필요하다고 판단될 경우 너무 걱정하지 말고 담당의사와 잘 상의하면서 사용하면 큰 문제없이 복용이 가능합니다.

부작용을 방지하려면 아자치오프린/6-MP 약물을 복용하면서 주기적으로 혈액 검사를 받는 것이 중요합니다. 이러한 심각한 골수기능 억제는 오랜 기간 동안 약제를 사용하는 도중에 언제라도 나타날 수 있기 때문에 특히 주의를 요합니다. 최근에는 면역조절제 투여와 관련된 골수 기능 억제를 예측하는 유전 정보를 이용하여, 면역조절제 사용 여부나 용량을 개별 환자에게 적용해 환자 치료 계획에 반영할 수 있게 되었습니다. 면역조절제 투여가 필요한 환자들을 대상으로 먼저 유전자 검사를 시행하고 특정 유전자(골수억제가 나타날 확률이 높은 유전자)가 있는 경우 낮은 용량으로 시작하거나 골수 억제가 적은 다른 약제를 투여하여 부작용을 상당 부분 조절하고 낮추는 개인 맞춤형 치료입니다.

면역조절제를 복용하면서 특별히 음식이나 생활 습관을 이전과 다르게 할 필요는 없습니다. 약물도 다른 염증성 장질환 치료제를 같이 복용하는 것은 전혀 문제가 없습니다. 다만 통풍 치료에 쓰이는 알로퓨리놀(allopurinol)은 아자치오퓨린의 약물 농도를 올려 부작용 빈도를 높이기 때문에 같이 사용하지 말아야 합니다. 또한 일반적으로 한약도 같이 사용하는 것을 피하는 것이 좋습니다.

033 메토트렉세이트(methotrexate)는 어떤 약인가요?

메토트렉세이트(methotrexate)는 아자치오프린/6-MP과 비슷하게 핵산 합성을 억제하는 약으로 아자치오프린/6-MP을 써도 효과가 없는 난치성 염증성 장질환에서 써 볼 수 있습니다. 처음에 백혈병 치료제로 개발된 약제인데 항염증 효과를 보여 관절염이나 건선 등 염증성 질환에 사용되고 있고, 염증을 조절하는 치료 기전이 유사하기 때문에 주로 불응성 크론병이나 베체트 장염 치료에 사용됩니다. 메토트렉세이트는 인터류킨이나 eicosanoid 합성물을 억제하여 염증반응을 가라앉히는 역할을 하는 것으로 생각됩니다. 메토트렉세이트는 단일요법으로도 사용되고 생물학적 제제와 병용요법으로도 사용될 수 있습니다. 약제 적응증은 면역조절제나 생물학적 제제에 반응이 없는 경우나 약물 부작용이 있는 경우 투여를 고려해볼 수 있습니다. 다만, 장기적인 효과에 대해서는 아직까지 확실하게 알려져 있지 않습니다. 경구 약제보다 주사치료가 더 효과적인 것으로 알려져 있는데, 더 많은 연구가 이루어져야 하겠습니다. 흔한 부작용으로 구역질, 구내염, 간독성, 폐렴 등이 발생할 수 있고, 그 중 폐렴과 간염은 심각한 부작용입니다. 메토트렉세이트로 치료할 때 가장 문제가 되는 것은 가임기 여성의 임신입니다. 이 약제를 복용할 때 임신과 출산을 하게 된다면 태아에게 중대한 영향을 미칠 수 있기 때문에 반드시 피임이 필요하고, 수유 중에도 복용을 하면 안됩니다. 남자 환자도 임신계획이 있다면 3–6개월전부터 약제 복용을 중단하여야 합니다.

034 사이클로스포린은 무슨 약이며 어떤 경우 사용하게 되나요?

이 약제 역시 T 세포 증식과 기능을 억제하여 염증 반응을 감소시킨다고 알려져 있는 면역조절제의 일종입니다. 현재 이 약을 사용하는 경우는 급성 중증 궤양성 대장염에서 스테로이드를 사용하여도 반응이 없는 경우 추가적으로 정맥투여를 하는 것입니다. 따라서 급성기에서 수술을 피할 수 있는 방법의 하나로 사용되는 경우가 많습니다. 그러나 사이클로스포린은 유지요법으로는 효과가 없는 것으로 밝혀졌으며 적절한 치료 용량을 결정하기 어려우며 부작용이 흔합니다. 신장에 대한 독성과 기회감염이 가장 문제가 되는 부작용이며 감각 이상, 다모증, 고혈압, 구역질, 두통 등도 비교적 흔한 부작용입니다. 사이클로스포린 투여 전에는 약제 부작용을 피하기 위해 혈액 내 마그네슘과 콜레스테롤 검사를 해보고, 저마그네슘혈증이나 저칼륨혈증이 있다면 먼저 치료 후 투여할 수 있습니다.

035 어떤 항생제가 염증성 장질환에 유효합니까?

항생제는 염증성 장질환에 흔히 동반되는 세균감염이 있을 때 필요하며 메트로니다졸(metronidazole)과 시프로플록사신(ciprofloxacin)은 크론병과 베체트 장염에서 항문 주위 합병증 또는 누공이 있을 경우 유효합니다. 또한 메트로니다졸과 시프로플록사신은 면역조절 작용도 나타내는 것으로 알려져 있습니다. 전술한 바와 같이 염증성 장질환의 원인은 아직까지 밝혀지지 않았으나 장내 세균이 염증 반응을 유지 또는 증폭시키는데 관여한다는 사실은 알려져 있으므로 과거에 항생제 치료가 많이 이루어져 왔지만 현재 일차적인 치료제로 쓰이지는 않습니다. 메트로니다졸의 부작용으로는 구역질, 두통, 복통 등이 비교적 흔하고 소변 색이 진해지거나 입에서

금속 맛이 나거나 손발이 저린 경우도 가끔 있습니다.

036 염증성 장질환에 유효한 다른 약은 어떤 것이 있습니까?

단쇄 지방산(short-chain fatty acid: SCFA)은 대장 상피세포의 주요 영양소인데, 이 단쇄 지방산의 부족이 궤양성 대장염 발생과 연관된다는 주장도 있습니다. 다른 치료에 반응하지 않는 궤양성 대장염에서 단쇄 지방산 관장이 유효하다는 보고가 있지만 냄새가 지독하고, 자주 투여해야 하는 불편함이 있을 뿐 아니라 값이 너무 비싸기 때문에 상품화되지 않고 있습니다. 글루타민 또한 장세포가 필요로 하는 영양소로서 크론병 식이요법에 첨가하는 것이 권장되기도 합니다.

흥미롭게도 위생환경이 좋지 않아 기생충 감염이 만연한 나라에서는 염증성 장질환이 드물다는 사실에 착안하여 연구한 결과 기생충 감염으로 유발된 체내 면역 반응들이 염증성 장질환을 호전시킨다는 연구들이 발표되었습니다. 돼지 편충(trichus suis)의 충란을 복용한 염증성 장질환 환자들에서 증상이 호전된다는 보고가 있습니다만 아직 임상적으로 사용되고 있지 않습니다.

염증성 장질환이 장내 미생물 불균형과 감소에 영향을 받는다는 것을 근거로, 프로바이오틱스가 염증성 장질환 증상 완화에 사용되기도 합니다. 우리 몸에는 인체에 해로운 미생물도 있지만 유익한 미생물도 많이 있는

데, 염증성 장질환 환자들에서 미생물 다양성 자체가 감소하거나 비율 측면에서 좋은 미생물 군이 적게 관찰되는 특징을 보입니다. 따라서, 우리 몸에 좋은 균을 추출하여 프로바이오틱스로 복용하여 장 내 환경을 좋게 만들어 주는 원리입니다. 아직 충분한 과학적 근거는 부족하지만, 일부 연구에서 관해 유지에 효과적이었다는 결과도 있었습니다.

037 생물학적 제제(biologic agent)란 무슨 약인가요?

생물학적 제제는 질환 발생 기전에 근거한 치료제로서 보통은 자연적으로 존재하는 물질을 치료제로 이용하는 것인데 실제로 대부분은 유전자 재조합이나 기타 인위적 단백 합성을 통해 대량으로 이러한 물질을 생산해 내는 경우가 많습니다. 기존 염증성 장질환 치료제가 질환 발병 기전과는 무관하게 전반적인 염증을 억제하여 치료 효과를 나타내었으나 최근에 개발된 생물학적 제제는 근본적인 질환이 생기는 염증 경로만을 차단하는 치료제로서 이용되고 있습니다. 최근 항암제의 표적치료제와 비슷한 개념의 치료제라고 할 수 있습니다. 아직 치료 효과가 완전하지는 않고 지속적인 투여가 필요하지만 지금까지의 약제와는 다르게 점막치유 및 질환의 자연경과를 호전시킬 것으로 기대하고 있습니다. 현재까지 우리나라에서 시판되고 있는 약제는 인플릭시맙과 아달리무맙, 골리무맙, 베돌리주맙, 우스테키누맙, 토파시티닙이 있습니다. 이 중에서 토파시티닙은 류마티스 관절염에서 세계 최초 경구 생물학적 제제로 소개된 약제이지만 엄밀하게는 소분자 제제 (small molecule)로 분류되고 있습니다. 이 책은 약제 대한 자세한 분류보다는 다양한 신규 약제를 쉽게 알리는 것이 목적이므로 토파시티닙도 편의상 생물학적 제제로 묶어서 서술하고자 합니다.

| 표 4 | 국내 허가된 생물학적 제제 종류

기전	종류
TNF(종양괴사인자)	인플릭시맙, 아달리무맙, 골리무맙
인테그린	베돌리주맙
인터류킨 12/23	우스테키누맙
JAK(야누스 키나아제)	토파시티닙

038 인플릭시맙(Infliximab, 상품명 레미케이드/렘시마, Remicade/Remsima)이란 어떤 약인가요?

염증성 장질환에서 많이 생성 되는 물질 중에 종양괴사인자(TNF)-α라는 것이 있으며 이 종양괴사인자는 우리 몸에서 염증 반응을 일으키는 중요한 역할을 합니다. 종양괴사인자는 장점막 세포막에 있는 종양괴사인자 수용체에 결합하여 염증 작용을 나타냅니다. 이 수용체에 종양괴사인자가 결합하기 전에 미리 결합하여 종양괴사인자와 수용체 결합을 차단함으로써 염증성 장질환을 치료할 수 있는데, 이러한 목적으로 개발된 약물이 인플릭시맙입니다.

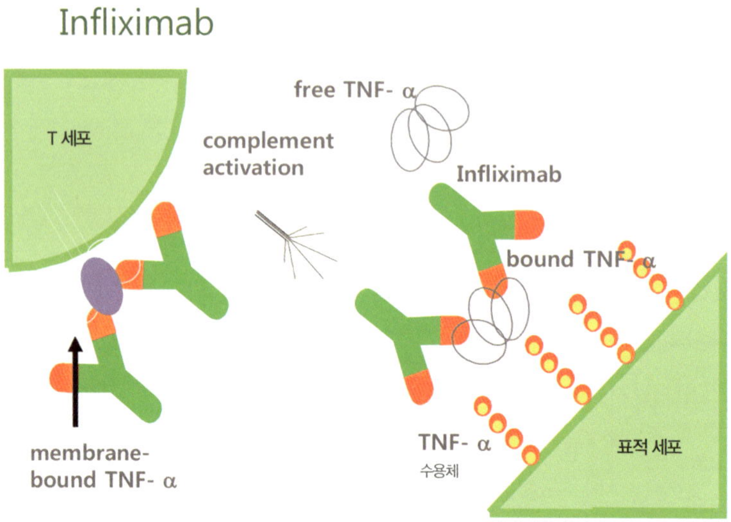

| 그림 12 | 인플릭시맙의 작용기전 : 종양괴사인자(TNF)–α가 종양괴사인자 α 수용체(TNF–α receptor)에 결합하여 염증 작용을 나타내기 전에 인플릭시맙(infliximab)이 결합하여 항염증 작용을 나타낸다.

039 언제, 어떻게 인플릭시맙을 사용하나요?

이 약물은 스테로이드나 항염증제, 면역조절제 등 다른 약물에 반응하지 않는 중등도에서 중증의 크론병과 궤양성 대장염에 대해서 사용할 수 있습니다. 용량은 체중 Kg당 5 mg을 2시간에 걸쳐 1회 정맥 주입한 후 2주, 6주 뒤에 다시 정맥 주입하여 총 3회 관해 유도를 시도하고 효과가 있는 경우 그 다음부터는 8주마다 관해 유지를 위해 지속 투여합니다.

약물의 효과는 활동성 크론병에서는 약 60–80%에서 반응을 나타내며 항문 누공의 경우 대략 70%에서 완전 반응 및 부분 반응을 보인다고 알려져 있습니다. 그리고 이 약물에 대한 반응은 급성 염증 반응을 나타내는 지표인 CRP가 높을수록, 비흡연자일수록, 면역조절제를 사용하는 환자일수록, 대장 내에 협착이 없는 경우 효과가 높다고 알려져 있습니다. 그러나 이 약물은 초기에 반응이 없는 환자가 약 1/3, 반응이 있었지만 반복 사용시 약물의 작용을 차단하는 물질(인플릭시맙에 대한 자가 항체)이 생성되어 반응이 소실되는 환자가 1/3 정도 된다고 알려져 있습니다. 전신 면역 기전에 작용하는 약제이기 때문에, 염증성 장질환에 동반되는 여러 장외 증상, 관절염이나 포도막염, 피부 병변 등에도 효과가 있습니다.

인플릭시맙은 우리 몸에서 면역을 억제하는 작용이 있으므로 피 속에서 균이 검출되는 패혈증, 폐렴, 균에 의해 고름이 생기는 농양, 결핵, 기회감염 같이 중증 감염 환자에서 사용시 감염의 악화를 유발할 수 있으며, 눈 신경에 염증이 생기는 시신경염이나 심장이 커져서 몸에 피 공급을 원활히 하지 못하는 울혈성 심부전이 악화될 수 있으므로 이러한 사람에게는 염증이 호전된 후 사용하거나 투여에 주의하여야 합니다.

인플릭시맙의 경우 지금까지 임산부에게 사용하여 심각한 부작용 보고가 있지는 않았습니다. 질환 자체를 치료하는 것이 임산부나 태아를 위해 중요하기 때문에 사용이 필요한 경우라면 사용하는 것이 필요합니다. 과거에는 임신 3기에 출산이 가까워지면 출산 때까지 치료를 일시 중지하는 것을 권고하고 있었지만 최근 연구에는 지속 투여도 가능하다고 보고되었습니다.

040 인플릭시맙 부작용은 무엇인가요?

부작용으로는 약물 주입 중 발열, 발진, 근육통, 호흡곤란과 같은 알러지 반응이 나타날 수 있으며 이 경우 아세트아미노펜, 항히스타민제제, 스테로이드 등을 사용할 수 있으며, 지연형 반응으로 결핵과 같은 감염이 발생할 수 있으므로 이 약을 사용하기에 앞서 환자의 결핵 과거력을 확인하고, 피부 반응 검사 및 흉부 단순 촬영 등을 시행하며 사용 후에도 지속적으로 결핵 발생 여부를 확인하여야 합니다. 또한 얼굴에 홍반(빨갛게 부으면서 아픈 발진), 입안 궤양, 관절염, 신장염 등을 동반하는 루프스 증후군와 유사한 증상 등이 발생할 수 있으며 이 경우 약물을 끊으면 회복됩니다. 아주 드물지만 림프종 및 류마티스 관절염이 발생할 수도 있습니다.

041 아달리무맙(Adalimumab: 상품명 휴미라, Humira)은 어떤 약인가요?

기본적으로 인플릭시맙과 마찬가지로 종양괴사인자에 대한 항체 치료제입니다. 하지만 인플릭시맙이 사람과 마우스의 단백질이 섞여 있는 항체인데 반해 아달리무맙은 100% 사람 항체로 되어 있어 이론적으로 인플릭시맙의 급성 알러지 반응을 줄일 수 있고 인플릭시맙에 대한 항체가 형성

되지 않는 장점이 있습니다. 그러나 치료 효과는 두 약제를 직접 비교한 연구는 없고 아직 임상 효과는 비슷할 것으로 생각됩니다. 반면 인플릭시맙에 대한 알러지 부작용이 생기거나 치료 반응이 항체에 의해서 떨어지면 아달리무맙으로 바꾸어 투약하면 약 반수에서 효과를 볼 수 있습니다. 또 하나의 아달리무맙의 장점은 피하주사로 자가 투여가 가능하다는 점입니다. 이는 병원에서 정맥 주사 때문에 보내야 하는 시간은 많이 절약할 수 있다는 것을 의미합니다. 이 약제는 현재 염증성 장질환 중에서 베체트장염에서 보험 급여 인정이 되는 유일한 생물학제제이지만, 곧 인플릭시맙도 보험 급여 인정이 될 것으로 예상되고 있습니다.

042 골리무맙(Golimumab, 상품명: 심포니)은 어떤 약인가요?

염증성 장질환 치료에 생물학적 제제가 사용되기 시작한 이후 오랜 기간 동안 사용 가능한 약제는 인플릭시맙과 아달리무맙 두 가지였습니다. 그 동안 여러 연구와 신약 개발이 진행되었고, 최근에는 두 가지 약제 이외에 선택 가능한 다른 생물학적 제제가 있어 소개해드리고자 합니다. 그 중 하나가 골리무맙(Golimumab, 상품명: 심포니)입니다.

종양괴사인자(TNF)라고 부르는 염증 유발 사이토카인을 억제하여 장 점막에 염증과 궤양 등의 증상을 완화시킬 수 있는데, 기존에 잘 알려진 인플릭시맙과 아달리무맙이 항 TNF α이고, 골리무맙도 역시 같은 원리로

작용하는 약제입니다. 골리무맙은 기존 두 약제보다 TNF에 대한 친화도가 더 높고, 단백질 안정성이 우수하다고 알려져 있고, 피하 주사 제제입니다. 현재는 류마티스 관절염, 강직성 척추염, 궤양성 대장염 치료에 허가되어 있습니다. 궤양성 대장염은 스테로이드나 아자치오프린, 6-MP 등 보편적인 치료에 불충분한 반응을 보이거나, 기존 치료제에 내약성이 없거나 금기인 중등도에서 중증 활성 궤양성 대장염 치료에 사용이 가능합니다. 투여 첫 주에 200 mg, 이후 2주 뒤 100 mg 피하주사하고, 이후에 4주에 한 번씩 100 mg를 피하 주사하는 방법입니다.

일반적으로 알려져 있는 부작용은 기존 인플릭시맙, 아달리무맙과 비슷한 수준입니다. 면역기전을 조절하기 때문에 감염 위험이 높아진다는 것도 동일합니다. 주요 부작용은 감염, 간 효소 상승, 주사부위반응(발적, 홍반, 통증), 면역원성 등입니다. 골리무맙으로 치료 중일 때는 생백신을 이용한 예방접종은 금기이고, 사백신을 이용한 예방접종만 가능합니다. 매년 독감 예방접종은 가능하며, 독감에 취약할 수 있으므로 접종이 권장됩니다.

043 베돌리주맙(Vedolizumab, 상품명: 킨텔레스)은 어떤 약인가요?

크론병, 궤양성 대장염, 베체트 장염 치료에 사용되는 생물학적 제제는 효과가 비교적 좋은 치료제이지만, 약 30%의 환자들은 투여해도 효과가 없기도 하고 초기 효과가 있더라도 시간이 지나가면서 점점 효과가 사라지는 경우도 있습니다. 베돌리주맙은 기존 항TNF 제제와 다르게 α4β7 인테그린이라는 물질을 억제하는 생물학적 제제입니다.

항 TNF 제제는 전신 면역체계에 작용하기 때문에 류마티스 관절염, 피부 질환 치료제로도 사용되며, 같은 원리로 크론병과 동반된 장외 증상(관절통, 안구통, 피부병변)에도 효과가 있습니다. 킨텔레스는 TNF가 아니라 α4β7 인테그린이라는 물질을 억제하는 것인데, 혈액에 떠 다니는 백혈구가 α4β7에 의해 장 점막 안으로 침투하면 염증이나 궤양이 생기게 되어, 이 염증 프로세스를 억제하는 것입니다. α4β7 인테그린을 차단하면 백혈구가 장조직에 들어 오지 못해 염증이 호전되는 원리입니다. α4β7 인테그린은 장으로 가는 백혈구에만 있기 때문에 킨텔레스 특징은 전신에 작용하는 것이 아니라 장(腸)에만 선택적으로 작용하기에 전신적인 부작용이 적다는 특징이 있습니다.

킨텔레스는 정맥 주사로 처음 300 mg를 제0주, 제2주, 제6주에 투여하고, 이후에는 8주마다 정맥 주사로 투여하게 됩니다. 따라서 인플릭시맙과 투여 간격은 동일한데, 투여 시간은 30분 정도로 다소 짧습니다. 투여하는 도중 반응이 감소하는 환자들은 8주 간격에서 4주 간격으로 투여하였을 때 효과를 보이기도 합니다. 항 TNF 제제와는 달리 다른 전신 면역 질환에는 적응증이 없습니다.

비인두염, 기관지염, 상기도 감염과 같은 감염이 가장 흔한 이상반응 이었으며, 그 외에 두통, 고혈압, 소화불량, 변비, 복부팽창도 발생할 수 있습니다. 정맥으로 투여하는 생물학적 제제이기 때문에 드물게 주입관련 반응이 나타날 수 있는데, 항히스타민제나 에피네프린을 적절히 투여하고 주입 속도를 낮추는 것으로 조절 가능합니다.

044 우스테키누맙(Ustekinumab, 상품명: 스텔라라)은 어떤 약인가요?

생물학적 제제는 기본적으로 크론병과 궤양성 대장염을 유발하는 것으로 알려져 있는 분자생물학적 기전을 차단하거나 억제하는 것에서부터 시작합니다. 따라서 TNF(종양괴사인자)나 혈액 속 α4β7 인테그린이 장 점막에 염증과 궤양을 일으키는 것으로 알려져 있다면 이 기전을 이용하여 원인을 차단하는 원리입니다. 그 중 하나가 우스테키누맙입니다. 우스테키누맙은 면역질환에서 주요한 역할을 담당하고 있는 인터루킨(IL)-12와 23 신호전달 경로를 차단하여 질환을 유발하는 염증세포 활성화를 억제하게 되고, 크론병과 궤양성 대장염에 허가되었으며, 판상 건선이나 관절염 치료에도 사용됩니다.

현재 피하주사제와 정맥주사 두 가지 제형이 있고, 피하주사제는 유지요법으로 사용이 가능합니다. 염증성 장질환 환자들은 체중에 따라 우스테키누맙 정맥주사 260 mg(55kg 이하), 390 mg(55kg~85kg), 520 mg(85kg 초과) 중 본인에게 맞는 용량을 1회 정맥 투여 후 8주 후에 우스테키누맙 프리필드주 피하주사 90 mg을 첫 투여하고 이후 12주 간격으로 투여해 치료를 유지하게 됩니다. 반응이 불충분한 경우는 8주 간격으로 투여가 가능합니다.

주의해야 할 이상반응(부작용)으로 역시 감염 위험이 높아질 수 있어 폐렴이나 상기도감염, 비인두염 등에 주의해야 하고, 주사주입과 관련해 과민성 반응을 보일 수 있습니다.

045 토파시티닙(Tofacitinib, 상품명: 젤잔즈)은 어떤 약인가요?

토파시티닙은 JAK(야누스키나아제, Janus Kinase)를 억제하는 약제로, JAK는 우리 몸에서 염증성 사이토카인 신호를 전달하는 역할을 하기에 이를 차단하여 염증을 치료하는 원리입니다. 국내에서는 궤양성 대장염 치료제로 2018년 식약처 허가를 받았습니다. 토파시티닙 보편적인 치료제에 반응이 없거나 소실되었거나 내약성이 없는 중등도에서 중증의 활동성 궤양성 대장염 치료에 사용할 수 있으며, 1회 10 mg 용량을 1일 2회로 최소 8주 동안 투여하고 평가를 하게 되며 반응이 불충분할 경우 최대 16주까지 반응이 나타나는지 지켜볼 수 있습니다. 8-16 주 후 치료 반응에 따라 5 mg 또는 10 mg을 1일 2회 투여하게 됩니다. 5 mg 하루 2회 치료 중에 증상이 악화되면 다시 10 mg 하루 2회로 증량이 가능합니다.

토파시티닙은 지금까지 설명드린 다른 생물학적 제제가 주사치료제라는 점과 다르게 일반적인 알약의 형태로 복용할 수 있는 경구 약제라는 점이 특징입니다. 따라서 정기적으로 주사치료를 받기 어려운 직장인이나 학생들의 경우 새로운 약제를 경구약으로 복용할 수 있다는 장점이 있고, 소분자제제이므로 기존 생물학적 제제보다 면역원성이 낮아 장기간 복용이 가능하다는 것이 장점입니다.

주로 발생하는 이상반응(부작용)은 대상포진, 상기도 감염과 같은 바이러스/세균 감염의 위험이 증가하는 것이며, 두통, 콜레스테롤 수치 증가, 발진, 혈전증 등이 보고된 바 있습니다. 비교적 안전하지만 특히 10 mg

1일 2회 복용하는 경우 고령이나 심폐 질환이 기저 질환으로 있는 환자들은 주의를 요합니다.

046 염증성 장질환에 대한 최신 치료에는 어떤 것이 있습니까?

염증성 장질환 발생과정에 대한 최근 지식을 토대로 분자생물학적인 기술을 이용하여 최신 치료법이 속속 개발되고 있습니다. 이런 새로운 치료제는 대부분 앞서 언급한 생물학적 제제들입니다. 여러 새로운 기전을 이용한 치료제 개발과 기존 치료제들이 가진 단점을 보완하는 방향으로 연구와 개발이 이루어지고 있습니다. 몇 가지 예를 들면, 면역 반응의 중추적인 역할을 담당하는 T 세포 기능을 억제하기 위하여 T 세포의 표면에 발현되는 다양한 특이 표면항원에 대한 단세포항체(aba-tacept)에 대한 임상연구도 진행된 바 있으며, 백혈구의 혈관으로의 이동이나 작용을 차단하기 위해 인테그린을 억제하는 약제(나탈리주맙[natalizumab], 베도리주맙[vedolizumab], 에트로리주맙[etrolizumab])도 개발되어, 그 중 베돌리주맙은 염증성 장질환 치료에 허가되기도 하였습니다. 항-IL-23제제인 리산키주맙(risankizumab)도 임상시험을 통해 염증성 장질환에 대한 유효성과 안전성을 확인하고 있고, JAK 억제제인 우파다시티닙, 필고티닙도 마찬가지입니다. 지금도 다양한 기전을 가진 생물학적 제제들이 임상 시험 중에 있고 일부 희망적인 결과들이 도출되고 있기 때문에 조만간 임상에서 더 많은 치료제가 사용될 수 있을 것으로 기대하고 있습니다.

최근 이런 새로운 약제들에 대한 국제적인 다기관 임상 연구가 다양하게 진행 중입니다. 병원에서 주치의가 임상 연구에 대해 언급하는 경우도 있고 포스터, 방송, 신문지상에서도 접할 수가 있습니다. 그러면 임상 연구에는 어떻게 하는 것이 좋을까요? 대부분의 임상 연구는 기존 치료에 잘 듣지 않고 어려운 환자들을 대상으로 합니다. 따라서 질환이 관해 상태로 잘 유지되는데 이런 임상 연구에 참여할 수도 없고 필요하지도 않습니다. 기존에 쓰던 약이 부작용 때문에 사용을 못 하거나 효과가 없어 사용하기 어려울 때 임상 연구에 참여할 수 있습니다. 먼저 주치의는 담당 환자가 임상 연구 대상이 되는지 먼저 확인하고 다른 대체 약제가 없는지 치료 경과들을 본 다음 환자의 의사를 물어 보게 됩니다. 환자 입장에서는 안전한지가 궁금할 것입니다. 대부분 국제 다기관 연구로 우리나라에 들어 오게 되는 약제는 안전성 자체가 확보된 약입니다. 안전성에 대한 임상 시험은 이미 처음 약제를 개발하게 되는 시점에서 하기 때문에 미국이나 유럽 같은 곳에서 먼저 합니다. 그러면 약효는 어떨까요? 약효도 대부분의 경우 어느 정도 효과를 보인 약제들에 대해서만 국제 다기관 임상 연구를 하게 됩니다. 다만 인종간의 차이가 있는지 어느 정도 용량이 적절한지, 얼마나 사용하는 것이 좋은지 등에 대한 결론을 얻기 위한 임상 연구인 것입니다. 하지만 모든 임상 시험 약제에 대한 설명은 될 수 없으며 관심이 있다면 주치의와 깊이 상의해 보는 것이 좋습니다. 임상 시험을 많이 하는 병원에서는 그 임상 시험에 대한 전문 코디네이터가 있어 상담을 해 주기도 하고 임상 시험 기간 동안에 여러 가지 도움을 줍니다.

047 부작용이 이렇게 많은 데에도 불구하고 약을 계속 사용하여야 합니까?

예, 그렇습니다. 궤양성 대장염, 크론병 및 베체트 장염은 만성 질환이며 완치할 수 있는 방법은 아직까지 알려져 있지 않습니다. 그러나 대부분의 환자에서 적절한 내과적 치료에 의하여 증상이 덜해지거나 없어질 수 있으며 염증 반응이 가라앉게 됩니다. 활동성인 염증이 지속되면 염증에 따른 증상이 환자를 괴롭힐 뿐만 아니라 여러 가지 이차적인 문제 또는 합병증이 발생합니다. 합병증은 상당수에서 한번 생기면 없어지지 않고 평생 동안 환자를 괴롭히게 되므로 이를 예방하려는 노력의 중요성을 강조하지 않을 수 없습니다. 물론 부작용이 없고, 값이 싸며, 복용하는 데 불편함이 없으면서 효과는 뛰어난 이상적인 약이 있으면 좋겠지만 어느 정도 단점이 없는 약은 아직까지 없습니다. 따라서 약 부작용과 비용 등을 포함한 치료에 따르는 나쁜 점과 치료를 하지 않았을 경우의 나쁜 점을 비교하여 덜 나쁜 쪽을 선택하는 현명함이 필요합니다. "대기 오염이 몸에 해로우므로 숨을 쉬지 않고 살겠다"는 사람은 아무도 없다 는 것이 부작용을 우려하여 약을 쓰지 않겠다는 환자를 설득하기 위하여 저자가 가끔 사용하는 과장된 표현입니다. 결론적으로 그때 그때 상황에 따라 최대한 효과를 얻을 수 있으면서 부작용은 최소화할 수 있는 치료법을 찾도록 노력하여야 할 것입니다.

048 염증성 장질환 치료제를 복용할 때 주의할 점은 무엇입니까?

염증성 장질환 치료를 유도요법과 유지요법으로 나눌 수 있다는 사실은 이미 언급한 바 있습니다. 따라서 증상이 심한 경우 유도요법의 당위성은 모든 환자가 잘 이해하며 처방에 잘 따르는 것이 일반적입니다. 그러나 증상이 없어진 관해기에도 꾸준하게 약을 복용하면 악화를 막거나 악화되더라도 그 정도가 비교적 덜하게 된다는 사실을 잘 이해하고 유지요법을 계속하는 데에는 상당한 인내가 필요합니다.

부작용이 있을 때에는 스스로 약을 끊거나 조절하지 말고 주치의와 의논하여 약을 바꾸거나 용량을 조절하여야 합니다. 특히 부신피질 호르몬제를 사용하는 경우에 환자 자신이 스스로 용량이나 복용법을 바꾸지 말아야 합니다. 부신피질 호르몬은 정상적으로 인체의 부신피질에서 만들어 분비되며 여러 가지의 중요한 일을 합니다. 장기간 부신피질 호르몬제를 사용하면 우리 몸의 부신피질은 이 호르몬을 더 이상 만들지 않게 됩니다. 이럴 때 갑자기 부신피질 호르몬제 투여를 중단하면 호르몬이 정상적으로 해야 할 일을 못하게 되므로 매우 위험합니다. 따라서 부신피질 호르몬제를 투여하는 환자는 주치의와 의논하여 용량을 조절하여야 하며 스스로 용량을 조절하거나 끊으면 매우 위험하다는 사실을 꼭 기억하여야 합니다.

049 염증성 장질환에서 치료 지표는 무엇입니까?

염증성 장질환을 치료할 때 치료법을 선택하고 약 용량을 조절하는 기준은 여러 가지가 있지만 가장 중요한 것 중 하나는 환자가 느끼는 증상입니다. 어떤 치료를 시작한 후 환자의 증상이 좋아지면 현재 치료를 계속하거나 용량을 줄이며, 증상이 개선되지 않으면 약 용량을 늘리거나 종류를 바꾸며 때로는 새로운 약을 첨가하게 됩니다. 앞서 언급한 염증성 장질환의 활동성 지표는 환자의 증상 또는 전신 상태를 객관화한 것이므로 치료 지표 중 하나로 이를 이용하는 것이 바람직합니다(부록 1-7).

그러나 최근에는 아무 증상이 없는 상태(임상적 관해)뿐만 아니라 내시경에서 염증이나 궤양이 호전된 상태(내시경적 관해)가 치료 방침을 결정하는 중요한 기준이 되고 있습니다. 궤양성 대장염에서는 관장만 시행하고 구불결장내시경 검사를 시행하여 관찰되는 내시경적인 소견을 참고하여 치료 방침을 세우기도 하지만, 크론병과 베체트 장염에서는 보다 깊숙한 장에 병변이 위치한 경우가 많아서 이 검사만으로는 병변을 관찰하지 못하는 경우가 대부분입니다. 따라서 대장 정결을 미리 시행해야 하는 대장내시경을 자주 시행하는 것이 어렵기도 하고 또 대장내시경으로도 관찰하기 어려운 소장에 병변이 있는 경우에는 내시경으로 직접 내시경적 관해 여부를 판단하기 어렵습니다. 이럴 때에는 간접적으로 염증성 장질환의 내시경 소견을 예측하는 방법을 활용합니다. 혈액검사인 CRP나 대변검사인 칼프로텍틴(calprotectin)은 대표적인 염증 지표입니다.

또한 크론병에서 대장내시경이 닿지 않는 소장 부위에 병변이 있는 경우에 병변의 호전 여부를 알기 위해서 MR, enterography(MRE, 소장 자기공명 촬영)나 CT, enterography(CTE, 소장 컴퓨터 단층촬영)를 시행할 수 있습니다. 특히 MRE는 방사선 노출이 전혀 없다는 장점이 있어서 치료 방침을 정하는 좋은 영상 지표입니다.

050 혈변을 자주 볼 경우 수혈이 필요합니까?

그렇습니다. 혈변 증상이 있다는 것은 장에 염증이 있다는 것을 의미하므로 내과적으로 염증 자체를 조절해야합니다. 경우에 따라서는 치핵이나 치열과 동반된 항문 출혈이 있을 수 있는데 주치의와 상의하여야 하며 혈변 원인을 감별하는 것이 필요합니다.

철분 결핍에 의한 빈혈이 있는 경우에는 철분제를 복용하며, 빈혈 정도가 심하면 철분 주사나 수혈이 필요하기도 합니다. 경구 철분제는 염증이 심한 상태에서는 복통, 소화불량 등 증상을 악화시킬 수 있고 변비 증상을 유발할 수 있어서 이러한 부작용이 있는 경우 철분 주사가 도움이 될 수 있습니다. 빈혈은 삶의 질을 결정하는 중요한 증상이기 때문에 주요 진료지침에서 체내 저장철이 낮고 활동성 염증이 있는 염증성 장질환 환자에서는 경구보다는 정맥으로 철분제를 투약할 것을 권고하고 있습니다. 염증성 장질환 환자, 특히 크론병 환자에서 발생하는 빈혈의 모든 경우가 철분

결핍에 의한 것은 아니고, 비타민B12나 엽산 결핍에 의해서 발생할 수 있기 때문에 혈액 검사를 통해서 이러한 미량 원소가 부족한 것은 아닌지 확인하고 부족한 경우에는 함께 보충하게 됩니다.

051 염증성 장질환에서 민간요법을 병행하여도 됩니까?

염증성 장질환에 대한 민간요법 효과에 대해서는 알려진 바가 없습니다. 뿐만 아니라 장을 보호하는 약이나 음식은 존재하지 않습니다. 대부분의 민간요법은 부작용이 덜하다는 것을 장점으로 내세웁니다. 그러나 염증성 장질환에 대한 치료 효과가 분명한 민간요법은 아직까지 알려져 있지 않습니다. 치료 효과는 무작위 대조 임상연구로만 증명할 수 있습니다. 무작위 대조 임상연구는 많은 환자를 대상으로 하여 일부에서는 효과를 알아보고자 하는 약을 투여하고 일부에서는 가짜 약(플라시보, placebo)을 투여한 후 비교함으로써 치료 약의 효과와 부작용을 판정하는 연구 방법입니다. 한두 사람이 어떤 치료에 효과를 보았다 하더라도 자신에게도 효과가 있을 것으로 스스로 판단해서 함부로 치료 받아서는 안됩니다. 만약 그 치료로 인하여 예기치 못하던 부작용이 생기거나 치료 효과가 없어 합병증이 발생하더라도 치료 전 상태로 되돌릴 수 없기 때문입니다. 설령 효과가 상당할 것으로 추측되는 치료가 있다 하더라도 효과를 증명하기 위해서는 장기적인 연구가 필요하므로 그 결과가 나올 때까지 알려진 치료를 하면서 기다

리는 편이 현명합니다.

052 특별한 비방이 있다고 권하는 사람이 있을 때에는 어떻게 하여야 합니까?

만성 질환에 대해서는 여러 가지 비방이 나돌게 마련입니다. 비방이란 보편적으로 행해지는 치료가 아니라 그야말로 비밀스러운 치료법입니다. 부작용은 적으면서 효능은 뛰어난 치료라면 비밀스럽게 권유되어야 할 이유가 없습니다. 기존 치료가 가지는 한정적인 효과와 알려진 부작용을 과장하여 지푸라기라도 잡고 싶은 환자나 가족에게 이런 비방을 권하는 무책임한 사람을 흔히 볼 수 있습니다. 그러나 효과가 분명하지 않은 치료에 매달려 치료할 수 있는 시기를 놓친다면 되돌릴 수 없는 크나 큰 손해를 보게 되는 것입니다. 주위 한두 사람이 효과를 보았다는 말에 현혹되지 말아야 할 것입니다. 이런 권유를 받은 경우에는 객관적이고 과학적인 자료를 제시하라고 요구하여야 하며 가능하면 그 사람과 주치의가 만나는 기회를 만들어 환자와 함께 토의하도록 하여야 할 것입니다. 만약 전문의와 만나는 것을 피한다면 그 치료법에 대한 자신이 없다는 것을 뜻합니다.

염증성 장질환과 수술

상당수의 염증성 장질환 환자는 여러 가지 이유로 인하여 각종 수술을 받게 됩니다. 심각한 합병증이 갑자기 발생하는 경우에는 응급수술이 필요하지만 내과적 치료에도 불구하고 심한 증상이 조절되지 않는 경우에는 계획된 수술을 하게 됩니다. 그러나 수술은 염증성 장질환 치료의 일차적인 선택은 아닙니다. 궤양성 대장염은 말 뜻대로 대장에 생기는 염증성 질환이므로 대장을 전부 절제하면 궤양성 대장염 그 자체는 없어집니다. 그러나 수술에 따르는 여러 문제들이 있으므로 신중히 결정하여야 합니다. 크론병과 베체트 장염에서는 궤양성 대장염에 비하여 수술하게 되는 예가 많은데, 상당수의 환자는 수술 후 병이 재발하게 됩니다. 따라서 수술을 고려할 때에는 수술이 병의 경과에 어떤 영향을 미칠 것인지, 어떤 목적으로 왜 수술하는지, 수술 방법은 어떤 것이 있는지, 각각의 방법에 따른 장점과 단점은 무엇인지, 수술 위험성과 합병증은 어떤지, 수술 이외의 다른 치료 방법은 없는지 등을 주치의와 의논하여야 합니다.

053 염증성 장질환을 치료하기 위하여 수술하는 경우도 있습니까?

예, 그렇습니다. 궤양성 대장염 환자의 10~20%와 크론병 환자의 약 50~60%는 평생에 언젠가 한 번은 수술이 필요하게 되며 베체트 장염에서 수술이 필요하게 되는 확률은 확실하게 알려져 있지는 않으나 크론병과 비슷하리라 생각됩니다. 따라서 이들 질환을 가진 환자는 왜, 언제, 어떤 수술이 필요한지 평소에 잘 이해하고 있어야 합니다. 수술을 고려할 때에는 수술이 병의 경과에 어떤 영향을 미칠 것인지, 어떤 목적으로 왜 수술하는지, 수술 방법은 어떤 것이 있는지, 각각의 방법에 따른 장점과 단점은 무엇인지, 수술 위험성과 합병증은 어떤지, 수술 이외의 다른 치료 방법은 없는지 등을 주치의와 의논하게 됩니다. 가능하다면 이미 수술 받은 환자를 만날 기회를 가지고 그들의 경험담을 듣는 것도 바람직합니다.

염증성 장질환에서 수술은 응급수술과 계획수술로 나눌 수 있습니다. 응급수술은 심한 증상이나 심각한 합병증이 갑자기 발생하여 생명이 위태로운 경우 시간을 다투어 수술하는 것이고 계획수술은 상당한 시간을 두고 철저히 준비하여 수술에 임하는 것입니다.

궤양성 대장염은 그 이름이 뜻하는 바와 같이 대장에만 생기는 만성 염증성 질환입니다. 따라서 대장과 직장을 모두 제거하면 병이 생길 곳이 없어지게 됩니다. 그러나 대장을 모두 절제하는 것에 따른 문제도 다수 있으므로 모든 환자에서 수술이 가장 좋은 치료법이라 할 수는 없습니다. 크론병과 베체트 장염 환자에서 수술은 평생에 걸친 꾸준한 치료의 한 부분일 뿐 수술을 하더라도 병이 완치되지 않는다는 사실을 꼭 이해하여야 합니다. 따라서 수술 목표는 환자에게 나름대로의 최상의 삶의 질을 유지할 수 있도록 도와주면서 최소한의 장을 절제하는 것입니다.

염증성 장질환 수술을 위해서는 소화기내과 의사, 외과 의사, 영상의학과 의사 및 마취과 의사뿐만 아니라, 간호사, 영양사, 약사와 사회사업가 등을 포함하는 다학제팀이 모두 협조하여 노력하여야 합니다. 수술을 계획할 때 주치의는 환자가 어떤 치료를 받고 있는지 잘 알아야 합니다. 예를 들면 부신피질 호르몬제를 복용하고 있는 환자는 수술 이후에도 호르몬제를 정맥주사로 계속 투여 받아야 합니다. 외과의사와 소화기내과의사는 수술 후 부신피질 호르몬제를 적절하게 투여하면서 감량하는 계획을 세우고 누가 이를 담당할 것인지 의논하게 됩니다.

054 궤양성 대장염에서 어떤 경우에 수술이 필요합니까?

궤양성 대장염에서 응급수술이 필요한 경우는 장 천공 또는 내과적 치료에도 호전되는 않는 독성 거대결장(대장 근육이 마비되어 대장이 심하게 늘어나는 것) 및 내과적 치료에 듣지 않는 전격성 대장염(매우 심한 궤양성 대장염이 갑자기 발생하는 것) 등을 들 수 있습니다. 반면에 내과적인 치료에도 불구하고 증상이 가라앉지 않는 경우, 약을 투여하면 증상이 덜해지기는 하지만 이런 상태를 유지하기 위하여 투여하는 약 부작용이 매우

| 표 5 | 궤양성 대장염 수술

궤양성 대장염에서 수술이 필요한 경우
응급수술
장 천공
호전되지 않는 독성 거대결장
계획수술
내과적인 치료에도 불구하고 증상이 가라 앉지 않는 경우
증상 조절은 가능하지만 약 부작용이 매우 심한 경우
치료에 잘 반응하지 않는 합병증이 발생하는 경우
대장암 위험성이 높거나 대장암이 동반된 경우

심한 경우, 또는 치료에 잘 반응하지 않는 합병증이 서서히 발생하는 환자 및 대장암 위험성이 높은 환자에서는 계획된 수술을 준비합니다.

055 크론병과 베체트 장염에서 어떤 경우에 수술이 필요합니까?

크론병과 베체트 장염에서도 수술하게 되는 이유는 궤양성 대장염과 비슷하지만 궤양성 대장염에 비하여 수술이 필요한 경우가 더 흔합니다. 응급수술이 필요한 합병증으로는 심한 출혈, 장 천공, 장 폐쇄, 뱃속 농양(고름이 잡히는 것), 또는 독성 거대결장(대장 근육이 마비되어 대장이 심하게 늘어나는 것) 등을 들 수 있는데 이런 합병증이 발생하면 수술 여부를 신속하게 결정하여야 합니다.

통증, 체중감소, 발열, 심한 피로감 등 증상이 내과적 치료에도 불구하고

| 표 6 | 크론병과 베체트 장염 수술

크론병과 베체트 장염에서 수술이 필요한 경우
응급수술
심한 출혈
장 천공
독성 거대결장
장 폐쇄
농양
계획수술
내과적인 치료에도 불구하고 염증이 가라 앉지 않는 경우
염증 조절은 가능하지만 약의 부작용이 매우 심한 경우
치료에 잘 반응하지 않는 합병증이 발생하는 경우

지속되고 장 염증이 조절되지 않을 때 또는 내과적 치료 부작용이 너무 심하여 문제를 일으킬 때에는 응급으로 수술하지 않고 계획된 수술을 하게 됩니다.

056 궤양성 대장염에서 어떤 수술을 하게 되는지요?

궤양성 대장염에서는 대장(큰 창자)과 직장(곧은 창자)을 모두 절제하면(전 대장절제술) 병 자체는 없어지게 됩니다. 전 대장절제술을 시행할 때에는 대장과 직장을 절제하고 소장 끝 부분(회장)을 주머니 같이 만든 후 항문에 직접 연결하는 수술(회장-항문 문합술)이 많이 시행되고 있습니다. 그렇지만 완치를 목적으로 예방적으로 전 대장절제술을 시행하지는

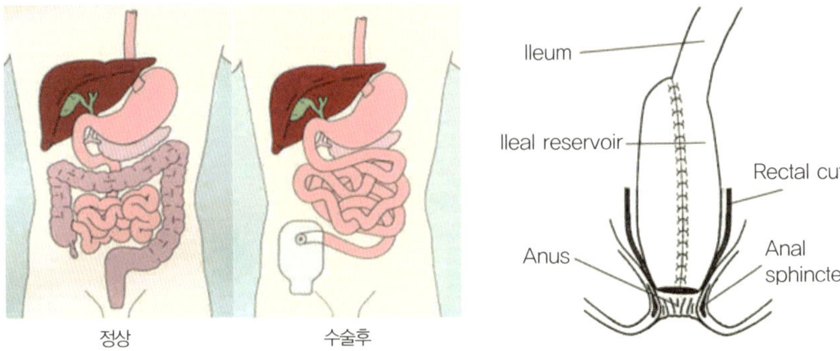

| 그림 13 | 대장전절제 및 회장-항문 문합술 그림과 소장루 그림

않고, 대장 일부분만 절제하는 수술은 재발 위험성이 매우 높으므로 권할 만하지 않습니다. 전 대장절제술 이후 병 자체는 없어졌지만, 항문에 연결한 소장 주머니 부분에 궤양성 대장염과 비슷한 염증 반응이 잘 생기는 회장낭염 등 문제가 있는 경우도 있어서 전문의사 선생님 진료가 지속적으로 필요한 경우도 있습니다.

그림 13과 같이 소장으로 만든 주머니가 직장 역할을 하여 얼마 동안 대변이 모인 후 배변할 수 있으므로 소장을 항문에 직접 연결하는 것보다는 배변 횟수를 많이 줄일 수 있어 삶의 질을 향상시킬 수 있습니다. 그러나 회장-항문 문합술을 시행할 시기의 환자의 전신 상태가 좋지 않거나 추후 임신을 계획하고 있는 여성 환자에서는 일시적으로 임시 소장 장루를 만들고 나중에 소장과 항문을 연결하는 수술을 두 번에 나누어 진행하기도 합니다. 즉, 응급 수술이나 계획된 수술 모두 환자마다 개별적인 특성과 상태에 따라 맞춤 수술 치료 계획을 시행하게 됩니다.

057 크론병과 베체트 장염에서 수술 방법은 어떤 것이 있습니까?

크론병과 베체트 장염에서는 장 일부분에만 국한되어 염증이 있는 경우가 많으므로 병이 있는 부분의 장을 잘라낸 후 건강한 양쪽의 장을 서로 연결하는 절제-문합술을 시행합니다. 병이 있는 부분의 장을 잘라내는 것을 “절제”라 하고 절제한 후 양쪽의 장 끝을 서로 연결하는 것을 “문합”이라고 부릅니다. 크론병과 베체트 장염 환자에서 수술 원칙은 절제를 최소화하는 것입니다. 크론병과 베체트 장염에서 흔히 나타나는 문제로 장 협착(장의 일부분이 매우 좁아져서 음식물이 통과하지 못하게 되는 것)을 들 수 있습니다. 협착이 있으면 장이 좁아진 부분을 통하여 음식물을 밀어 보내려고 하기 때문에 심한 복통이 생기게 됩니다. 소장에 협착 부위가 여러

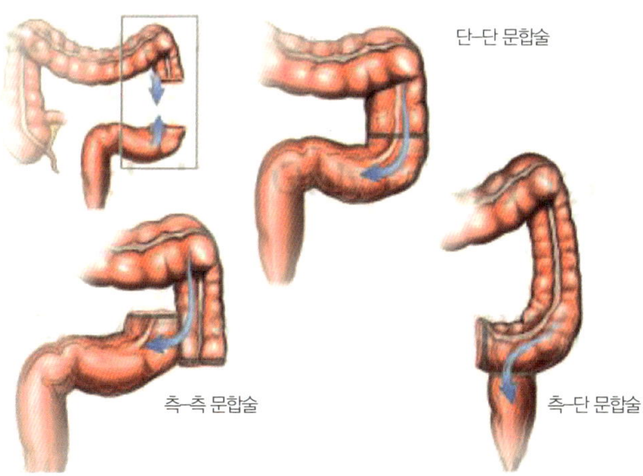

| 그림 14 | 크론병 수술 방법

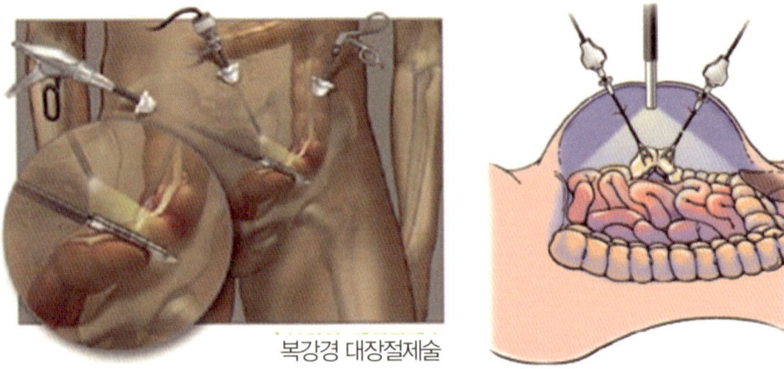

| 그림 15 | 복강경 수술 사진

부위에 흩어져 있을 경우에 좁아진 부분을 무리하게 절제하면 남은 장이 짧아질 것이 우려되는 경우 다 절제하지 않고 일부 좁아진 부분을 넓히는 협착 성형 수술을 하기도 합니다. 대장에만 국한되어 있지만 넓은 범위를 침범한 크론병 환자에서는 때로 대장과 직장을 전부 절제한 다음 배에 구멍을 뚫어 인공항문을 만든 후 소장의 끝을 연결하게 되는데 이를 소장 장루술이라 하며 특별하게 고안된 비닐 백을 배에 붙여 대변을 받아내게 됩니다. 직장에 병이 심한 경우에는 문합부 주위 재발이 흔하므로 소장 끝을 항문에 직접 연결하는 회장-항문 문합술은 잘 시행하지 않고 장루술이 필요하게 됩니다.

복강경을 이용한 수술은 수술에 따른 고통이 적고, 수술 후 회복이 빠르므로 최근 여러 방면에 이용되고 있습니다. 응급 상황이 아닌 염증성장질환에서도 복강경 수술이 우선적으로 시도되고 있습니다.

058 농양과 누공은 어떻게 치료합니까?

크론병과 베체트 장염 환자의 약 25%는 농양 또는 누공으로 고생하게 됩니다. 염증에 의하여 장에 구멍이 나게 되면(천공), 고름과 장내 세균 및 음식물 등이 고이게 되고 이를 "농양"이라 부릅니다. 만약 장이 뚫린 부분이 다른 부위의 장, 방광, 질, 또는 피부와 연결되어 통로를 형성하면 "누공"이라고 합니다. 농양과 누공은 복강, 골반강 및 항문 주위에 흔히 생깁니다. 만약 농양이 복강 내로 넓게 터져 나가면 심한 복통, 고열, 패혈증(핏속에 세균이 돌아다니는 상태) 및 쇼크(혈압이 떨어지는 위중한 상태)

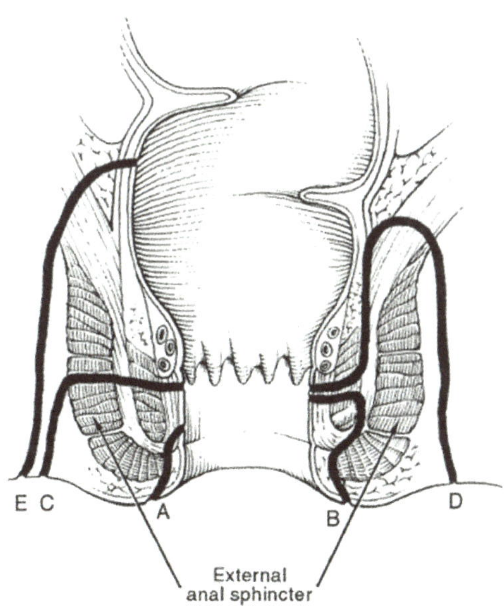

| 그림 16 | 항문 누공(치루)

등을 초래하게 됩니다. 이럴 때에는 응급수술로 배농(고름을 배출시키는 것)하고 복강 내를 세척하여야 하며 병이 심한 부분의 장을 절제하고 일시적인 장루술이 필요한 경우도 있습니다. 만약 농양이 한 곳에 국한되어 있으면 열과 오한이 때때로 나타나고 배를 누를 때 농양이 있는 부분에 통증을 느끼게 됩니다. 이런 농양은 초음파검사 또는 CT(컴퓨터 단층촬영)로 관찰하면서 배농할 수 있으므로 계획된 수술을 위한 시간을 벌 수 있고 수술 범위도 줄일 수 있게 됩니다. 때로는 피부를 통해 배농관을 삽입하여 항생제 투여와 함께 배농 치료만으로 해결하기도 합니다.

항문 주위 농양 또는 누공을 치료할 때에는 항문괄약근이 손상되지 않도록 세심한 주의를 요합니다. 항문괄약근이 손상되면 대변 실금(대변을 지리는 것)이 생길 수 있기 때문입니다.

농양과 누공은 모두 수술하여야 하는 것은 아니며 때로는 항생제와 면역조절제로 치료되기도 하므로 수술 전에 내과적 치료 가능성을 충분히 고려하여야 합니다.

059 염증성 장질환이 있으면 다른 질환 때문에 수술할 경우 문제가 없나요?

일반적으로 염증성 장질환은 장상피 세포 손상 후 회복에 장애가 있을 수 있지만 다른 부위 재생에는 영향을 주지 않는 것으로 알려져 있습니다. 그러나 염증성 장질환 치료에 쓰이는 스테로이드, 면역조절제, 생물학제제 등의 효과로 인하여 수술 중 혹은 후에 문제를 유발할 수 있으므로 이러한 치료 약물을 복용하고 있다면 수술 전에 주치의와 상의하는 것이 좋습니다.

060 크론병에 대한 새로운 수술 방법은 없습니까?

크론병 환자들 가운데 약 30~50%가 항문 누공(치루)을 가지고 있는 것으로 보고되고 있습니다. 항문 누공의 치료목표는 재발이나 항문괄약근 손상 없이 완치하는 것입니다. 항문 누공을 치료하는 기존 치료법으로는 누공절제술(fistulotomy, fistulectomy), 세톤(seton)법, 직장 내 전진판(endorectal flap advancement)과 같은 수술적 방법과 항생제, 면역조절제 등의 내과적 약물 치료 방법이 있습니다. 이러한 치료 방법을 시행하였으나 항문 누공 막힘에 실패하였거나 재발이 되었을 경우 최근 자가유래 지방줄기세포가 크론병성 누공 치료에 효과적이며 안전하다는 것이 확인되었습니다. 항문 누공에 줄기세포를 주입하여 누공이 막히도록 하는 수술로 성공률이 높은 새로운 치료법으로 소개되었습니다.

061 장루술을 시행하면 일상 생활에 지장이 없습니까?

네, 그렇습니다. 장루가 없는 사람과 큰 차이는 없습니다. 오히려 장루로 인해 스스로 움츠려 드는 것이 문제일 것 같습니다. 운동, 목욕, 직장 생활, 심지어 임신이나 성생활도 가능하므로 자신있게 생활하시기 바랍니다. 만약 어떤 일이나 운동, 생활을 시작할 때 궁금한 점이 있으면 대장 질환 센터나 클리닉을 운영하는 병원에서는 장루 전문 간호사라는 전문적인 장루를 관리하는 분들이 있으니 이런 분들이나 담당의사와 궁금한 점을 상의하여 생활하면 됩니다.

장루술이 필요한 수술을 계획할 때 외과의사와 장루 관리 간호사는 환자에게 장루술의 목적, 방법, 장루술 후 생활방식에 대하여 설명하고 환자 동의를 구합니다. 가능하면 이미 장루를 가지고 있는 환자를 수술 전에 만나 보는 것이 바람직합니다.

062 염증성 장질환을 수술할 때 영양 상태가 중요합니까?

예, 그렇습니다. 활동성 크론병에서는 장 염증에 따른 설사와 흡수장애로 인하여 영양이 결핍되고 체중이 감소하게 됩니다. 따라서 수술 전에 영양상태를 좋게 만들지 않으면 안됩니다. 궤양성 대장염에서는 심한 경우가 아니면 크론병에 비하여 영양상태가 나쁘지 않은 것이 보통입니다만 수술할 환자는 대부분 염증이 심한 경우이므로 영양 보충이 필요합니다. 영양상태가 좋아지면 체내 면역 반응이 호전되어 수술 후 감염과 같은 합병증이 생길 위험성을 낮출 뿐 아니라 회복기간도 단축됩니다.

응급 상황일 때에는 영양상태를 호전시킬 만한 여유가 없습니다. 이럴 때는 수술 직후부터 영양을 공급하는 계획을 수립하여야 합니다. 영양은 경구로 처방할 수도 있고 정맥주사로 공급할 수도 있습니다. 정맥주사로 영양을 공급하면 장을 쉬게 할 수 있다는 장점도 있습니다. 그러나 금식하면서 정맥주사로 영양을 공급할 때에도 염증을 가라앉히기 위한 약은 계속 사용하는 것이 일반적입니다.

063 수술하면 궤양성 대장염, 크론병 및 베체트 장염이 완치됩니까?

궤양성 대장염은 말 뜻대로 대장에 생기는 염증성 질환이므로 대장 전체를 잘라 내면 병이 없어지게 됩니다. 그러나 회장-항문 문합술을 시행한 경우에는 전술한 바와 같이 소장(회장) 끝 부분에 궤양성 대장염과 비슷한 염증이 생기는 경우(회장낭염)가 있습니다.

크론병과 베체트 장염 환자에서는 수술 후 장을 연결한 부위 또는 그 가까이에 병이 재발할 수 있어서 수술로 이들 질환이 완치된다고 할 수는 없으나 관해에 이르게 할 수 있습니다.

064 수술 후 합병증은 어떤 것들이 있을 수 있습니까?

염증성 장질환에 대한 수술은 수술 전후 사망률은 거의 없어 0–0.4%로 매우 낮아 비교적 안전한 수술로 알려져 있습니다. 하지만 환자 면역, 영양 상태가 안 좋은 경우에 시행하는 응급 수술은 이보다는 높기 때문에 보통 의사들은 수술 시기를 적절히 선택하기 위해서 소화기내과, 외과의사들이 상의를 자주 합니다.

수술 후 발생할 수 있는 일반적인 합병증으로는 장 폐쇄나 협착, 누출, 감염, 농양 등이 있을 수 있습니다. 하지만 대부분 보존적인 치료로 호전될 수 있습니다. 궤양성 대장염에서 시행하는 수술 중 하나인 전대장절제술 및 회장-항문 문합술 후 문합부 소장에서 발생하는 회장낭염은 수술 후 첫 6개월 이내에 호발하는데 증상은 궤양성 대장염 증상과 비슷합니다. 치료는 항생제, 국소 항염증제, 스테로이드 등으로 치료합니다. 그 외에 드물지만 성기능 장애, 변실금 등이 있을 수 있습니다.

065 크론병에서 수술 후 재발할 확률은 어느 정도입니까?

크론병에서 장을 절제한 후 증상이 다시 나타날 확률은 수술 2년 후 20%, 3년 후 30%, 5년 후 50% 정도라고 알려져 있습니다. 증상이 없어도 내시경으로 관찰하면 일부 환자에서 재발이 확인됩니다. 베체트 장염 수술 후 재발은 수술 2년 후 29%, 5년 후 47%로 보고되었습니다. 재발하는 경우 대부분은 문합부(장을 절제하고 이은 부분) 또는 장루술 부위에 병이 다시 나타납니다. 크론병에서 수술 후 메살라민, 면역조절제 또는 생물학적 제제를 사용하면 재발 확률을 낮출 수 있다는 사실이 밝혀졌으므로 수술 이후에 증상이 없더라도 주치의와 상의하여 치료를 계속하는 적극적인 자세가 필요합니다.

066 크론병과 베체트 장염에서 수술 후 재발하면 재수술이 필요합니까?

수술 후 재발한 크론병의 대부분은 내과적 치료에 잘 반응합니다. 그러나 병이 재발한 환자의 약 40-50%는 재수술을 요하게 되고 10-30%에서 3차 수술을 요하게 됩니다. 베체트 장염의 경우, 수술 받은 환자의 30%가 병 재발로 재수술을 요하게 되고 재수술 받게 될 확률은 2년에 13% 그리고 5년에 22%로 조사되었습니다. 수술을 받은 베체트 장염 환자의 경우, 화산모양 궤양을 가진 환자, CRP라는 염증수치가 상승된 환자, 수술 후 스테로이드 치료가 요구되었던 환자, 장천공이 있었던 경우에 재발 혹은 재수술 위험이 높다고 보고되었습니다. 크론병과 베체트 장염 환자에서 수술은 치료의 끝이 아니고 평생에 걸친 꾸준한 치료의 한 부분입니다. 내과적 치료와 수술을 적절하게 병합하여 환자의 삶의 질을 향상시키려는 노력은 환자나 의사 어느 한쪽 만의 일이 아닙니다.

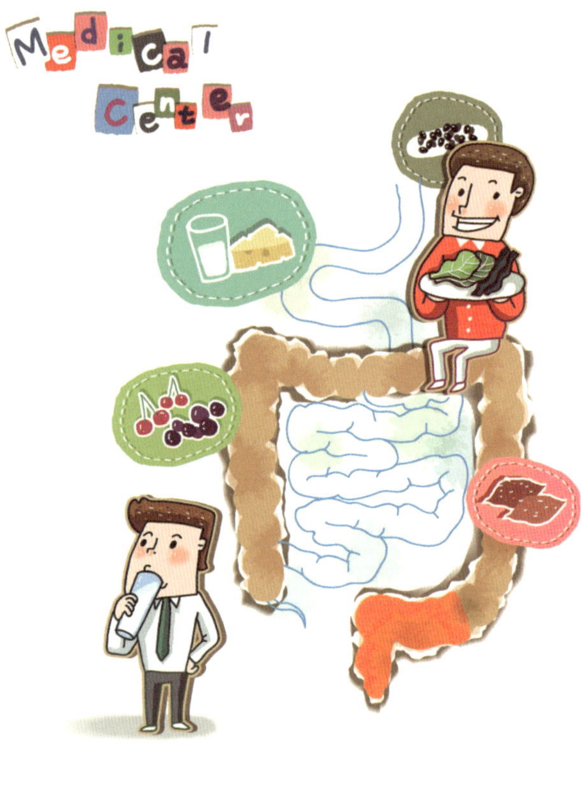

염증성 장질환과 영양

염증성 장질환에서 어떤 식사가 좋은지는 환자, 영양사 및 의사 모두에게 어려운 문제입니다. 설사 또는 변비, 복통, 구역질 및 체중 감소 등 증상 식사와 연관되는 때가 많으므로 환자들은 식사와 염증성 장질환 사이에 직접적인 연관이 있다고 생각하게 됩니다. 따라서 환자들은 식이에 대한 확실하고 구체적인 지침을 간절히 원합니다. 그러나 당뇨병, 고지혈증 등 식사와 확실하게 연관된 질환과는 달리 염증성 장질환에서는 정해진 식사 지침이 없으므로 일반적인 권장 식이요법에 지나친 믿음을 둘 필요가 없습니다. 왜냐하면 궤양성 대장염, 크론병 및 베체트 장염 등 어떤 염증성 장질환이냐에 따라 식이가 미치는 영향이 다르고, 같은 염증성 장질환이라 하더라도 어떤 증상이 어느 정도이냐에 따라 차이가 있으며, 더욱이 같은 질환에서도 환자에 따라 식이에 대한 반응이 모두 다르기 때문입니다. 심지어는 같은 환자에서도 어떤 식품이 때로는 증상을 악화시키고 때로는 별다른 영향을 미치지 않기도 합니다. 즉, 염증성 장질환은 당뇨, 지질 대사 질환, 통풍과 같은 영양 의존 질환이 아니기 때문에 일반적으로 적용할 수 있는 식이요법 지침이 없습니다. 그렇다고 해서 염증성 장질환 식이요법이 중요하지 않고 원칙이 없다는 것은 아닙니다. 그 원칙들은 단지 환자 개개인마다 다를 뿐입니다. 따라서 환자 자신이 스스로 식사와 증상 사이의 관계를 잘 살펴보아야 하며 이를 기록하여 두는 습관이 필요합니다.

기본적인 식생활 실천 사항은 다음과 같습니다.

1. 섬유소가 적고 부드러운 음식을 섭취합니다.
2. 육류는 기름기나 질긴 부위를 제거하고 살코기로 이용하여 조리합니다.
3. 소량씩 자주 식사하여 장의 부담을 줄여줍니다.
4. 우유나 유제품 섭취 후 가스가 차고 설사를 하거나 소화가 힘들 경우 우유는 제한합니다.
5. 수분을 충분히 섭취하여 설사로 인한 탈수를 예방합니다(1일 8컵 이상).
6. 과일과 채소 주스는 장운동을 자극할 수 있으므로 증상을 유발할 경우 제한하는 것이 좋습니다.

067 염증성 장질환 증상이 심할 때에는 어떤 식이요법이 좋습니까?

비록 음식이 염증성 장질환의 원인은 아니라고 알려져 있지만 활동성 염증 반응이 있을 때 자극적이거나 섬유소가 많은 음식을 먹는 것보다는 부드러운 음식을 먹는 것이 속이 편하다는 것은 분명합니다. 저섬유소식이나 저잔사식이 도움이 될 수 있으나 지나치게 섬유소 섭취를 제한하는 것 또한 바람직하지는 않습니다. 저섬유소식이는 식사 내 섬유소 함량이 적은 식사를 의미하며, 저잔사식이는 음식물 소화 흡수 후 대장에 남는 찌꺼기(잔사)를 줄이기 위한 식사로 섬유소가 많은 식품과 함께 육류나 패류의 결체조직(질긴 부위), 우유 등을 제한하는 식사를 말합니다.

기본적으로 환자 자신이 먹어서 편한 음식을 먹어야 하며 먹은 음식 종류를 스스로 기록하는 습관을 가져야 어떤 음식이 나쁜 영향을 미치는지 알기 쉽습니다. 설사가 심한 경우에는 수분과 염분이 부족하지 않도록 주의하여야 합니다. 증상이 개선되면 2-3일마다 한두 가지 새로운 음식을 추가하여 그 반응을 살펴봅니다. 염증을 치료하고 장세포 재생을 위해 고단백 식사가 권장되는데 육류, 생선, 두부, 달걀, 콩 등에 단백질이 많이 함유되어 있습니다.

염증이 매우 심한 경우에는 장의 부담을 덜어주고 쉬게 하기 위하여 영양분들은 혈액을 통해 주입되거나 액상 상태 또는 튜브를 통한 주입으로 공급되어야 합니다. 우리나라에서는 정맥주사로 영양을 공급하려면 입원이나 가정간호사의 가정 방문이 필요하며 비용이 많이 들고 간혹 정맥 주입 부위 세균 감염, 패혈증 등의 합병증이 나타날 수 있다는 것이 문제점입니다. 금식이 반드시 필요한 경우를 제외하고는 이에 대한 대안으로 시판하는 경장 영양액을 마시거나 튜브를 통하여 공급하는 방법이 있습니다.

경장 영양액 경구 또는 튜브 공급 영양의 가장 큰 이점은 환자들에게 장점막 융모 위축이 발생하지 않는다는 것입니다. 융모 위축은 영양분 흡수와 특정한 소화 효소를 생산하는 조직 변질을 의미합니다. 경정맥 영양요법만을 10일 이상 받은 환자는 융모 위축이 생깁니다. 이들에게는 주의 깊은 회복 치료가 요구되며 이러한 과정을 통해 정상으로 돌아가는데 어느 정도 시간이 요구됩니다.

경장 영양액은 이미 소화가 다 되어 있거나 소화되기 쉬운 영양분을 액체 형태로 만든 것으로 섭취방법에 따라서는 튜브를 통하여 공급하는 경관 영양액과 입으로 마시는 경구 영양액으로 나눌 수 있으며 조성에 따라서는 표준 경장 영양액과 가수분해 경장 영양액으로 나눌 수 있습니다. 표준 경장 영양액은 다시 1kcal/1mL의 열량을 함유한 일반 형태와 1.5kcal/1mL의 열량을 함유한 농축된 형태로 구분됩니다.

068 성분 영양(elemental diet)이란 무엇입니까?

성분 영양은 우주 식이에 착안하여 개발된 것입니다. 우주선 내에는 공간이 좁으므로 섬유소를 제외한 필수 영양소가 모두 들어있는 식이를 미국 항공우주국(NASA)에서 개발하였는데, 우주 식이는 소화과정을 거칠 필요가 없으며 상부 소장에서 체내로 흡수가 잘 되고 찌꺼기를 남기지 않습니다. 따라서 하부 소장과 대장은 영양분 소화와 흡수 업무로부터 자유로워져 쉴 수 있게 됩니다. 그러나 불행하게도 우주 식이는 맛과 냄새가 고약하여 더 이상 사용되지 않고 있습니다. 의학계에서는 우주 식이에 주목하여 이것을 질병의 치료에 이용하기 시작하였고 이에 따라 여러 가지 개량 식이가 개발되었습니다. 아미노산 대신에 펩타이드를 사용하여 맛과 냄새를 개량하였고 지방을 첨가하는 등 성분도 다소 변화되어 시판되고 있습니다.

| 표 7 | 우주 식이 조성

우주 식이 조성
• 아미노산 (단백질) • 포도당 (탄수화물) • 비타민 • 미네랄 • 수분

| 표 8 | 경장 영양액 분류

<table>
<tr><th rowspan="2">분류</th><th colspan="2">표준 경장영양액
(Standard Formula)</th><th rowspan="2">가수분해 경장영양액
(Elemental Formula)</th></tr>
<tr><th>일반(1kcal/1mL)</th><th>농축
(1.5kcal/1mL)</th></tr>
<tr><td>제품명</td><td>그린비아 장솔루션
뉴케어 화이바
메디푸드 경관식 엘디
메디웰 화이바
케어웰 스탠다드 티에프
그린비아키즈
페디아파우더
엔커버
하모닐란</td><td>메디푸드 1.5
메디웰 프로틴 1.5
그린비아 1.5</td><td>모노웰
엘리멘탈 028</td></tr>
</table>

성분영양은 일반적으로 아미노산, 당분, 무기질, 비타민, 필수지방산, 수분 등으로 구성되어 있으며 단백질과 지방 등 분자량이 큰 영양소와 섬유질을 함유하지 않아서 소화과정이 간단하여 근위부 소장에서 체내로 쉽게 흡수되어 찌꺼지가 남지 않아 하부 장관 휴식 효과를 얻을 수 있을 뿐 아니라 항원성이 없으므로 면역 반응을 유발하지 않는 장점이 있습니다. 하지만 맛이 좋지 않아 그냥 마시기는 어려우므로 튜브를 통하여 공급하는 것이 일반적입니다.

069 경장 영양 요법을 할 때 주의할 점은 무엇입니까?

여러 연구 결과 소아 크론병 환자에서 일차적인 치료 목적으로 보통 6-8주 정도의 완전 경장영양 요법을 시행했을 때 환자 순응도가 좋다면 임상적인 치료 효과에서 스테로이드에 못지 않으면서 합병증이 적다고 알려져 있습니다. 또한 완전 경장영양 요법은 스테로이드에 비하여 소아 환자에서 성장을 촉진하는 장점이 있고 요구량에 따라 쉽게 증량할 수 있고 균형 잡힌 공급이 가능하며 소장 융모 위축을 방지한다는 장점도 있습니다. 그러나 맛이 없어서 장기간 유지하기에 어려움이 따르므로 튜브를 통해서 공급하는 방법을 선택하기도 하며 이마저도 환자 연령과 순응도에 따라 장기간 유지하기 어려운 단점이 있습니다.

성인 크론병의 환자의 경우 소아에서와 같이 일차적인 목적으로 완전 경장 영양 요법을 단독으로 시행하는 것은 권고하지 않습니다. 그러나 약물 치료를 하면서 식이 섭취량이 요구량에 미치지 못할 때에는 영양 공급 목적으로 다양한 표준 경장 영양액을 섭취할 것을 권유합니다. 표 8에 소개된 다양한 제품들은 온라인 또는 오프라인 매장에서 쉽게 구입할 수 있는 경장 영양액으로 기호에 따라 선택하여 섭취할 수 있습니다.

070 염증성 장질환에서 영양결핍이 일어나는 이유는 무엇입니까?

좋은 영양 상태를 유지하는 것은 모든 만성 질환에서 중요합니다. 특히 염증성 장질환에서는 식욕이 감퇴하고, 증상이 나빠지는 것을 우려한 나머지 잘 먹지 않으려 하는 예가 많으며, 설사가 심하거나 먹어도 영양분 흡수가 잘 안되어 영양 불량이 발생하는 경우가 많습니다. 뿐만 아니라 염증이 심한 경우에는 더 많은 영양분과 에너지가 소모되며 염증이 있는 부위에서 영양분이 빠져나가기도 합니다. 따라서 수분, 단백질, 탄수화물, 지방 등 대량 영양소, 비타민, 미네랄 등 미량 영양소가 부족하게 되는 경우가 많아 염증성 장질환 환자의 2/3 내지 3/4는 체중이 정상 이하이며 빈혈도 드물지 않게 동반됩니다. 염증성 장질환에서 불충분한 영양상태는 반드시 적합한 식단이나 비타민, 미네랄, 단백질, 다른 에너지원으로 치료되어야 하며 이는 투약과 더불어 내과적 치료의 기본입니다.

| 표 9 | 염증성 장질환에서 영양 결핍 원인과 결핍 영양소

염증성 장질환에서 영양결핍이 나타나는 이유
섭취 부족 영양분 흡수 장애 염증이 심한 장을 통한 영양분 소실 설사 약제에 의한 영향 장 절제 영양분 소모 증가

염증성 장질환에서 모자라기 쉬운 영양소
–미량영양소 : 비타민 A, D, E, K, B12, 엽산, 철분, 아연, 마그네슘, 칼슘, 칼륨(설사가 심한 경우), 셀레니움(장기간 금식을 한 경우) –대량영양소: 단백질, 지방(말단 회장부를 절제하거나 이 부위에 염증이 심한 경우)

071 정상체중 기준은 무엇이며, 왜 중요합니까?

좋은 상태의 영양은 좋은 신체 건강을 유지하는데 도움을 줍니다. 적절한 영양 상태에 있는 환자들은 영양 불량 상태 환자들에 비해 염증을 더 잘 극복할 수 있습니다. 환자들의 체중은 그들의 신장을 기초로 해서 세워진 정상체중에 근접하는 것이 중요하고, 정상 체중보다 20% 이하로 떨어지면 좋지 않습니다.

표준체중을 구하는 방법으로는 Body Mass Index(BMI)라는 신체계측을 주로 이용합니다.

$$\text{BMI}=\frac{\text{체중(kg)}}{\{\text{신장(m)}\}^2}$$

BMI는 18보다 작거나 25보다 크면 좋지 않습니다.

072 모자라는 영양소는 어떻게 보충하는 것이 좋습니까?

좋은 영양 상태를 유지하는 것은 염증성 장질환 치료의 기본적인 원칙입니다. 에너지 소모와 체중 및 염증성 장질환의 활동성 정도를 고려하여 전반적인 음식 종류와 섭취량을 조절합니다. 염증 반응이 심한 경우에는 경장 영양액을 섭취하여 모자라는 영양분을 보충합니다. 염증성 장질환 환자는 종합비타민을 정기적으로 복용하도록 권장되고 있습니다. 비타민 D 등 지용성 비타민이 심하게 부족하면 초기에 근육 주사로, 철분이 심하게 부족하면 초기에 정맥 주사로 보충한 이후 경구로 보충하는 것이 가능합니다. 아연, 마그네슘, 칼슘 등 미량영양소는 보통 경구로 보충합니다. 설파살라진이나 메토트렉세이트를 장기간 복용하는 경우에는 엽산이 부족하기 쉬우므로 하루 1 mg씩 보충하는 것이 좋습니다. 비타민 B12가 부족하면 2-3개월에 한번씩 근육주사를 투여합니다. 특히 임산부의 경우 엽산, 철분 등 충분한 보충이 필요합니다.

073 증상이 없는 관해기에는 어떤 식이 요법이 좋습니까?

평상시 식사로 돌아가는 것은 항상 점진적으로 진행되어야 합니다. 급성 염증 반응이 가라앉아 증상이 점차 개선되면 2-3일마다 한두 가지 새로운 음식을 추가하여 그 반응을 살펴봅니다.

일반적으로 증상이 개선된 환자들은 보리차와 흰 죽으로 식사를 시작합니다. 다음으로 부드럽게 조리한 육류, 생선, 밥 또는 죽, 감자, 소화되기 쉽게 요리한 채소 등 환자들이 잘 섭취할 수 있는 음식을 시도해봅니다.

어떤 상황에서도 좋은 영양 상태를 유지하는 것은 필수적입니다. 영양이 부족하면 급성기 염증을 이겨나가기 어렵습니다. 따라서 관해기에는 음식을 충분히 섭취하여 표준체중을 유지하도록 노력하여야 하는데 에너지 필요량을 감안하여야 합니다. 표준체중에서 10% 정도 차이가 나는 것은 괜찮습니다만 20% 이상 부족하면 곤란합니다. 체중 1kg을 늘리려면 7,000 칼로리가 필요합니다. 하루 에너지 소모량보다 많은 음식을 섭취하므로 한꺼번에 모자라는 체중을 만회하려 들지 말고 목표 체중에 도달하기까지의 기간을 계산하고 식이 계획을 세워야 합니다. 많은 음식을 먹기 어려운 경우에는 경장 영양액을 추가적으로 이용할 수도 있습니다.

염증성 장질환 환자는 보통 사람에 비하여 더 많은 단백질을 필요로 하므로 하루 체중 1kg당 1.2g의 단백질을 섭취하여야 합니다. 체중이 62kg 정도이면 75g의 단백질을 섭취해야 부족해지지 않습니다. 단백질은 보통 음식을 충분하게 먹으면 필요량을 충족시킬 수 있습니다. 그러나 채식주의자들 경우에는 단백질이 부족할 수 있어 신경을 써야 합니다.

| 표 10 | 표준 체중 계산법

표준체중 계산법
표준체중(kg)=[키(cm)−100]×0.9

| 표 11 | 체중 평가표

자신의 체중 / 표준체중	판 정
80% 미만	심한 체중 부족
80−90%	체중 부족
90−110%	정상
110−120%	과체중
120% 이상	비만

| 표 12 | 칼로리 계산법

에너지 필요량(칼로리) 계산법
표준체중으로 관해기일 때 : 체중×38칼로리 급성 염증이 있거나 저체중일 때 : 체중×45칼로리

| 표 13 | 고단백 식품

식품	단백질 함유량
육류	100g당 20−25g
생선	100g당 20−28g
닭고기	100g당 22−28g
계란	1개당 7g
우유	1컵당 5g
치즈	1장당 5−10g
두부	100g당 7g

074 궤양성 대장염, 크론병 및 베체트 장염에 해로운 음식은 무엇입니까?

염증성 장질환 악화가 음식과 연관되는 경우가 흔하긴 하지만 음식은 병을 악화시키는 여러 요인 중의 하나일 뿐입니다. 모든 환자에서 염증성 장질환 정도에 영향을 미치는 공통적인 음식은 없습니다. 또한 같은 환자에서도 어떤 음식이 때로는 증상을 악화시키고 때로는 별다른 영향을 미치지 않기도 합니다. 따라서 어떤 음식을 먹은 후 증상이 나빠진 경험이 한 번 있다고 하더라도 무조건 그 음식을 피하는 것은 옳은 태도가 아닙니다. 또한 다른 환자가 그런 경험을 하였다는 말에 귀가 솔깃해져서는 안되며 더욱이 염증성 장질환에 대한 경험이나 지식이 없는 사람이 이래라 저래라 하는 말에 절대로 현혹되어서는 안됩니다. 오히려 이런 주위의 권유가 음식에 대한 공포심을 일으켜 영양 결핍을 초래하게 됩니다. 저자는 평소 염증성 장질환 환자가 음식에 대해 문의하면 "특별한 주의가 필요하지 않습니다"라고 말합니다. 이는 식이요법이 중요하지 않다는 뜻이 아니고 잘못하면 주객이 전도되어 특정 식품을 절대로 피하거나 특정 음식만을 먹는 왜곡된 식이 요법에만 매달리고 정작 필요한 치료는 등한시하는 것을 피하도록 하기 위해서 입니다.

환자 자신 이외의 어떤 사람도 환자 자신이 피하여야 할 음식 또는 먹어야 하는 음식을 찾아줄 수 없습니다. 따라서 환자 자신이 스스로 식사와 증상 사이의 관계를 잘 살펴보아야 하며 이를 기록하여 두는 습관이 필요합니다(부록 8).

식이 일지에는 시간에 따라 먹거나 마신 모든 음식과 음료의 종류 및 양을 적고 동시에 체중과 전신 상태 및 대변 본 시간, 대변의 굳기, 복통 등의 증상을 기록합니다. 어느 정도 시일이 지나면 환자 스스로 문제가 되는 식품을 찾아낼 수 있을 것입니다. 그러나 이런 식품을 무조건 피하는 것은 옳지 않습니다. 한 번 문제가 되었던 식품을 모두 피하면 나중에는 먹을 음식이 없게 되기 때문입니다. 문제가 된 식품을 다시 시도하여 증상이 나빠지는 것을 재차 확인해 본 후 피할 음식을 최소화하여야 합니다. 그러나 이때에도 염증성 장질환의 활동성 정도에 따라 스스로에 맞는 식사가 다르므로 이를 고려하여 식사 지침을 만들어야 합니다.

일반적인 상식과 마찬가지로 너무 기름지거나 매운 음식은 좋지 않으며 커피 등 카페인이 들어 있는 음료는 장 운동을 자극하므로 금하는 것이 좋고 다량의 술을 자주 마시는 것도 설사를 유발할 수 있으므로 피하는 것이 좋습니다. 또한 우유를 마시면 설사를 잘 하는 사람은 우유 섭취를 피하는

| 표 14 | 염증성 장질환 증상 악화를 잘 일으키는 음식

염증성 장질환 증상 악화를 잘 일으키는 음식
콩
야채
절인 채소
오렌지 및 레몬
과일 주스
시거나 맵고 짠 음식
기름진 음식
마가린
설탕
카페인이 함유된 음료
과도한 술
우유 (평소에 우유를 마시면 설사하는 사람)

것이 좋습니다.

저자는 염증성 장질환 환자 모두에 해당하는 일반적인 식이 지침은 없다는 사실을 다시 한번 강조하고자 합니다. 식사에 대한 권장을 한마디로 표현하면 "먹을 수 있는 음식은 모두 드십시오. 그 대신 식이 일지에 자세한 기록을 남기십시오"라고 요약할 수 있습니다.

075 궤양성 대장염, 크론병 및 베체트 장염에 이로운 음식은 무엇입니까?

한마디로 말하면 모든 염증성 장질환 환자에게 좋은 기적적인 식품은 없습니다. 이런 기적적인 음식을 찾아 헤매다가 치료 시기를 놓치는 우를 범해서는 안될 것입니다. 조화로운 치료를 위해서는 투약과 균형 잡힌 식이가 모두 중요합니다. 어떤 특정 식품만을 고집하여 영양의 균형이 깨져서는 안됩니다. 오히려 먹을 수 있는 음식을 모두 먹어서 충분한 영양을 공급하는 것이 매우 중요합니다.

| 표 15 | 염증성 장질환 식단 예시

구분	음식명	재료	분량
아침	쌀밥	쌀밥	1공기
	쇠고기무국	쇠고기, 무	1그릇
	달걀찜 삼치구이	달걀 삼치	1개 1토막
	애호박나물	애호박	1작은접시
	물김치 국물	물김치	1/2그릇
점심	쌀밥	쌀밥	1공기
	시금치국	시금치국	1그릇
	불고기	쇠고기	1작은접시
	연두부찜	연두부	1작은접시
	감자채볶음	감자, 당근	1작은접시
	물김치 국물	물김치	1/2그릇
	과일통조림	황도	1개
저녁	쌀밥	쌀밥	1공기
	배추된장국	배추	1그릇
	닭살조림 갈치구이	닭고기 갈치	1작은접시 1작은접시
	양송이볶음	양송이	1작은접시
	물김치 국물	물김치	1/2그릇

일상생활

염증성 장질환 증상이 거의 없는 관해기에는 건강한 사람과 다를 바 없이 정상적인 생활을 할 수 있고 또 정상적인 생활을 하여야 합니다. 그러나 증상이 악화하는 시기에는 어느 정도 조심이 필요합니다. 환자는 자신이 앓고 있는 염증성 장질환에 대하여 잘 알고 있어야 하며 스스로 병을 이겨 나갈 수 있다는 자신감을 가져야 합니다.

076 우유를 마시면 설사하는 사람은 어떻게 하여야 합니까?

우유에는 유당이란 성분이 있는데 유당은 소장 점막에 있는 유당분해효소에 의하여 글루코스와 갈락토스로 분해됩니다. 우리나라에서는 서구에 비하여 유당분해효소가 모자라는 사람이 흔한데 이를 유당불내성이라 부르고 이런 사람은 우유를 마시면 설사를 하게 됩니다. 염증성 장질환 특히 크론병에서는 소장 염증에 의하여 점막 유당분해효소가 충분하지 못하게 되는 경우가 있습니다. 이런 경우에는 우유 섭취를 피하는 것이 좋으며 염증이 완화된 다음에 서서히 양을 증가시키는 것이 바람직합니다. 유당불내성이 있는 사람에서도 요구르트와 치즈 등 유가공품은 증상을 일으키지 않는 경우가 많으므로 모든 유가공품을 피할 필요는 없습니다.

077 음주는 염증성 장질환에 어떤 영향을 미칩니까?

염증성 장질환 환자와 보통 사람 사이에 음주가 미치는 영향은 큰 차이가 없습니다. 또한 염증성 장질환과 알코올 사이에 어떤 관계가 있는지 알려진 바도 거의 없습니다. 그러나 건강한 사람도 술을 마시면 장 투과성을 증가시켜 설사를 유발할 수 있으며 술이 미치는 건강상의 상식적인 문제를 생각한다면 과도한 음주는 피하여야 할 것입니다. 특히 메트로니다졸을 장기 복용하는 환자는 음주를 금하여야 합니다.

078 흡연은 염증성 장질환에 어떤 영향을 미칩니까?

담배를 피우는 사람은 피우지 않는 사람에 비하여 크론병이 발생할 확률이 높다고 알려져 있으며, 크론병 환자 중 담배를 피우는 사람은 병이 악화되어 수술하게 될 확률이 높고 예후가 나쁩니다. 또한 크론병으로 수술한 후에도 담배를 계속 피우는 사람은 담배를 피우지 않는 사람에 비하여 재발할 확률이 높습니다. 따라서 크론병 환자는 필히 금연하여야 합니다.

반면 담배를 피우는 사람은 피우지 않는 사람에 비하여 궤양성 대장염이 발생할 확률이 낮고, 특히 담배를 피우다가 금연한 사람에서 궤양성 대장염이 더 잘 생깁니다. 또한 담배를 피우는 궤양성 대장염 환자가 금연하면 궤양성 대장염이 악화되는 경우가 비교적 흔합니다. 하지만 흡연이 인체에 미치는 수많은 악영향을 따져보았을 때 궤양성 대장염을 치료하기 위해 담배를 필 이유는 없습니다.

079 권장되거나 금하는 운동은 무엇입니까?

염증성 장질환 환자라 할지라도 증상이 거의 없는 관해기에는 건강한 사람의 생활과 구별해야 할 이유는 없습니다. 물론 운동이 염증성 장질환에 나쁜 영향을 미치지 않습니다. 오히려 규칙적으로 운동하는 사람에서 크론병 발생 빈도가 낮다는 보고도 있으며 규칙적인 운동은 약 부작용에 따른 문제가 덜 생기도록 합니다. 그러나 갑자기 녹초가 되도록 무리한 운동을 하는 것은 바람직하지 않으며 활동성 염증이 있을 때에는 운동량을 적절하게 조절하는 슬기가 필요합니다. 운동량 조절은 환자 자신이 정할 수 있으며 피곤하다고 느낄 때 그만두는 것이 요령입니다. 다만 메트로니다졸을 장기 복용하는 환자는 햇볕에 장시간 노출되는 것을 피하여야 합니다.

080 직업을 바꾸거나 학교를 휴학하여야 합니까?

염증성 장질환 환자라 할지라도 증상이 거의 없는 시기에는 질병이 없는 사람과 똑같이 일상생활을 할 수 있음은 앞서 언급한 바 있습니다. 육체적 또는 정신적인 노동 또한 마찬가지입니다. 물론 염증이 심할 때에는 심한 육체적 노동 또는 정신적인 스트레스를 피하는 것이 바람직하지만 그렇지 않을 때에는 환자 스스로가 판단하여 무리하지 않는 범위 내에서 일을 하는 것이 오히려 건강에 유익합니다. 즉, 염증성 장질환 때문에 직업을 바꾸거나 학교를 휴학할 필요는 없습니다.

081 염증성 장질환 환자가 정상적인 생활을 영위할 수 있습니까?

비록 염증성 장질환이 심각한 만성 질환이지만 사망에 이르는 경우는 매우 드뭅니다. 계속 약을 복용하여야 하고 가끔은 입원이 필요한 때도 있지만 대부분의 환자는 생산적이고 유용한 삶을 살고 있습니다.

처음 염증성 장질환이라고 진단되면 당황한 나머지 직장을 휴직하거나 학교를 휴학하려는 환자가 간혹 있는데 필자는 비록 완치시키는 방법은 아직 없지만 여러 방법을 적절하게 조화하여 치료하면 일상 생활에는 지장이 없는 경우가 대부분이며 처음 얼마 동안 집중적인 노력으로 질병이 낫는 것이 아니고 장기간에 걸친 꾸준한 노력이 중요하다는 사실을 강조하고 직장이나 학교 생활을 계속하도록 권하고 있습니다.

082 환자 자신이 꼭 알고 있어야 할 사항은 무엇입니까?

환자는 자신이 어떤 염증성 장질환을 가지고 있는지 알아야 하며 그 질환의 특징에 대하여 어느 정도는 알고 있어야 합니다. 때로는 염증성 장질환이 의심되기는 하지만 확실하지 않은 경우도 있으므로 자신의 병이 확실한지 아니면 추정되는지도 알고 있어야 합니다. 또한 장의 어떤 부분에 염증이 있으며 염증이 있는 부위의 모양이 어떤지에 대해서도 알아두면 좋습니다. 물론 현재 직면하고 있거나 과거에 경험하였던 합병증 또는 장외 증상도 알고 있어야 하며 현재 또는 과거에 어떤 약을 사용하였고 사용한 약의 효과와 부작용이 어떤지에 대해서도 알고 있어야 합니다. 수술한 환자는 언제 무엇 때문에 어떤 수술을 받았는지 그리고 수술 소견에 대하여 알고 있어야 하며 수술 전후에 어떤 변화가 있었는지에 대해서도 설명할 수 있어야 합니다.

| 표 16 | 염증성 장질환 환자의 필수 지식 사항

염증성 장질환 환자가 자신의 병에 대하여 평소에 알고 있어야 하는 사항
자신이 어떤 염증성 장질환을 앓고 있는지? 장의 어떤 부분에 어느 정도 범위에 걸쳐 염증이 있는지? 합병증 또는 장외 증상은 어떤지? 현재 또는 과거에 어떤 약을 사용하였는지? 약의 효과와 부작용이 어떤지? 언제 무엇 때문에 어떤 수술을 받았는지? 수술 전후에 어떤 변화가 있었는지?

083 염증성 장질환 환자가 일상 생활에서 주의하여야 할 일은 무엇입니까?

자신이 앓고 있는 병에 대하여 절망하거나 반대로 병을 무시하는 것은 옳은 태도가 아닙니다. 늘 어느 정도의 관심을 가지고 스스로의 생활과 증상을 살펴보아야 하지만 너무 집착하여 병에 얽매이지는 말아야 합니다. 스스로 병을 이겨 나갈 수 있다는 자신감 또한 매우 중요합니다. 감정적으로 매사에 임하지 말고 과학적으로 관찰하고 자신에게 일어나는 변화, 특히 증상, 음식, 약 및 부작용 등을 기록하는 습관을 가지는 것이 좋습니다(부록 8, 9, 10). 가능하면 자신이 앓고 있는 병에 대한 정확한 지식을 습득하여 나쁜 것은 피하고 좋은 것은 찾아서 행하는 자세가 바람직합니다.

염증성 장질환이 악화되는 이유도 원인과 마찬가지로 확실하게 알려져 있지 않지만 악화하는 사례 중 상당수는 감기와 같은 바이러스 감염과 연관되므로 감기에 걸리지 않도록 주의하여야 하고, 더욱이 감기 약 또는 진통제로 흔히 쓰이는 비스테로이드성 소염제(NSAID)나 항생제 또한 악화

| 표 17 | 일상 생활에서 주의할 일

염증성 장질환 환자가 일상 생활에서 주의하여야 할 일
긍정적인 정신 자세
충분하고 균형 잡힌 식사
식이 일지, 증상 일지 및 투병 일지 기록
감기 조심
소염 진통제나 불필요한 항생제 조심
정기 검진

의 중요한 요인이므로 가능하면 주치의와 상의하여 처방 받는 것이 안전합니다.

084 진료시 주치의와 어떤 사항을 의논하여야 합니까?

지난 진료 이후 증상 변화에 대하여 우선 말해야 합니다. 자신의 증상에 대한 일지를 작성하는 것이 바람직하며(부록 9) 증상 중에서도 하루에 평균 몇 번 대변을 보는지, 대변 굳기는 어떤지, 피 또는 농이 섞여 나오는지, 피가 나온다면 어느 정도인지, 배가 어디가 얼마나 어떻게 아픈지, 발열 또는 체중의 변화는 없었는지, 식욕은 어떤지에 대해서는 꼭 알려 주어야 합니다. 자신의

| 표 18 | 주치의와 의논할 사항

염증성 장질환 환자가 진료시 주치의와 의논할 사항
증상의 변화
대변 횟수
대변 굳기
혈변 및 점액변 정도
복통 위치와 정도 및 특징
열 또는 다른 전신적인 증상
식욕 및 체중 변화
기타 증상
투약
약을 처방대로 투여하였는지
약의 부작용
약을 사용하는 데 따르는 불편

전체적인 상태 또는 건강 정도를 스스로 점수를 매겨 그 점수를 알리는 것은 좋은 생각이며 그 외의 증상이나 새로운 문제가 있는 경우에도 빠짐 없이 알려야 함은 물론입니다. 또한 처방대로 약을 복용하였는지 그리고 약 부작용이 있으면 알려 주어야 하고 약을 사용하는 데 따른 불편함이 있으면 다른 치료 방법에 대하여 의논하여야 합니다.

085 정기적인 검사는 어떤 검사를 어느 정도 간격으로 받아야 합니까?

염증성 장질환은 만성 질환이지만 때로는 증상이 거의 없는 관해기가 오랫동안 계속될 수도 있습니다. 그러나 이런 경우에도 정기적인 진찰이 매우 중요합니다. 즉, 약을 복용하지 않아도 증상이 없는 경우라 할지라도 최소한 일년에 2-4회 주치의에게 진찰 받는 것이 좋으며 약을 복용하고 있는 경우에는 2-3개월마다 병원을 방문하여야 합니다. 진찰과 더불어 혈액검사로 염증 반응 정도를 평가하고 영양결핍이 있는지 알아봅니다.

활동성 염증이 다시 나타난 경우에는 상황이 아주 다릅니다. 이런 경우에는 상황에 따라 처방이 달라질 수 있으므로 자주 병원을 방문하여야 하고 염증 부위가 처음 진단할 때와는 다르거나 합병증이 동반되는 경우가 흔하므로 소장과 대장을 다시 검사하는 것이 바람직합니다. 그러나 매번 증상이 나빠질 때마다 장을 검사할 필요는 없으며 특별한 경우를 제외하면 2-3년에 한번씩 검사하는 것으로 충분합니다. 그러나 진단받은지 오래된 궤양성 대장염 환자는 앞서 언급한 바와 같이 대장암 발생 위험성이 증가하므로, 궤양성 직장염을 제외하고 병을 앓기 시작하고 8년이 넘은 궤양성 대장염 환자는 1-2년에 한번씩 대장내시경 검사를 받을 것이 권장하고 있습니다.

086 바람직한 정신적인 자세는 무엇입니까?

만성적인 질환을 앓고 있다는 사실은 상당한 심리적 스트레스로 작용하며 이를 완전히 피할 수는 없습니다만 다음과 같은 정신 자세가 바람직합니다. 첫째, 질병을 부정하지 말고 받아들여야 하며 이를 이겨나가겠다는 자세가 필요합니다. 둘째, 질병이 자신을 지배하도록 내버려 두어서는 안됩니다. 소극적으로 움츠려 들면 괴로움은 더욱 커집니다. 가능한 한 활동적이고 정상적인 생활을 하도록 노력하여야 합니다. 질병과 싸워 나가는데 도움이 될 모든 것에 관심을 가지고 적극적으로 구해야 합니다. 셋째, 같은 질환으로 고생하고 있는 환자와 대화하는 자세가 필요합니다. 자신의 경험이 다른 환자에게 도움이 될 수 있으며 반대로 다른 환자로부터 도움을 받을 수도 있습니다. 병을 숨기기보다는 여럿이 함께 싸우는 것이 더욱 유리합니다.

087 염증성 장질환 환자 삶의 질은 어떻게 평가합니까?

모든 사람의 인생은 양과 질로 구별할 수 있습니다. 인생의 양이란 태어나서부터 죽을 때까지의 수명을 뜻하고 삶의 질은 정상적인 생활을 할 수 있는지를 뜻합니다. 좋은 삶의 질을 유지하면서 오래 살 경우에 보람찬 인생이라 할 수 있을 것입니다. 삶의 질에 영향을 미치는 인자는 여러 가지이지만 그 중에서도 건강이 가장 중요한 인자라 할 수 있습니다. 만성 질환을 앓고 있는 환자의 삶의 질이 건강한 사람에 비하여 낮으리라는 것은 분명합니다. 환자의 증상이나 혈액검사, 방사선검사, 내시경검사 등의 질병에 관한 소견만으로 그 환자의 건강상태를 정확하게 표현할 수는 없습니다. 따라서 이들 질환이 일상생활에 미치는 영향을 대변하는 삶의 질은 질병에 의한 증상 뿐만 아니라 환자의 정신적인 측면과 사회 · 문화적인 측면을 함께 고려하여 평가하여야 합니다. 염증성 장질환 환자의 삶의 질을 평가하기 위한 설문은 여러 가지가 개발되어 이용되고 있으며(부록 11, 12, 13) 그 결과는 염증 정도를 예측할 수 있을 뿐만 아니라 때로는 내과적 또는 외과적인 치료 방침을 결정하는 데에도 도움을 줍니다.

합병증 및 장외증상

합병증이란 일반적으로 비교적 간단한 일이 복잡하게 되는 것을 뜻합니다. 합병증이 없는 염증성 장질환은 대장, 소장 또는 양 에 염증이 있는 상태로 대부분 적절한 치료에 의하여 호전됩니다. 그러나 염증성 장질환이 적절한 치료에도 불구하고 병이 호전되지 않거나 오히려 진행하는 경우 또는 대장 및 소장 이외의 부분에 병이 파급되는 경우를 합병증이라 볼 수 있습니다. 염증성 장질환을 적절하게 치료하면 합병증이 발생할 확률을 낮출 수 있으므로 합병증이 생기기 전에 최선을 다한 치료가 필요하며 이미 합병증이 생긴 경우에도 초기에 발견하면 치료에 대한 반응이 양호하므로 정기적인 검사의 중요성도 간과할 수 없습니다.

088 염증성 장질환 합병증에는 어떤 것이 있습니까?

염증성 장질환에서 합병증은 국소 합병증과 전신 합병증으로 나눌 수 있습니다. 국소 합병증으로는 소화성궤양(위궤양과 십이지장 궤양) 합병증과 비슷하게 출혈, 천공(장이 터지는 것), 폐쇄 또는 협착(장이 막히거나 좁아지는 것) 등을 들 수 있고 장벽 전체에 걸친 심한 염증으로 인하여 대장이 풍선과 같이 부풀어 터지기 직전인 상태가 되는 "독성 거대결장"도 일종의 국소 합병증입니다. 독성 거대결장은 드물지만 생명을 위협하는 매우 위급한 합병증이므로 적극적인 치료 대상이 됩니다. 이 경우에는 염증 반응을 가라앉히기 위한 치료와 더불어 장을 쉬게 하면서 수분과 전해질을 공급하고 이차적인 감염을 치료하게 되며 장 천공을 피하기 위하여 수술하게 되는 예가 많습니다. 한편 통상적인 치료에 실패하는 경우도 합병증에 포함시킬 수 있으며 대장암 또한 국소 합병증 중의 하나입니다.

전신 합병증으로는 염증에 대한 일반적인 전신 반응인 발열, 빈혈에 의한 증상, 영양 결핍, 소아의 성장 장애, 골다공증 등을 들 수 있습니다. 염증성 장질환에서 소장과 대장이 아닌 몸의 다른 부분에 이상 소견이 나타나는 경우도 있는데 이를 염증성 장질환의 "장외 증상(extraintestinal manifestation)"이라 부릅니다.

| 표 19 | 염증성 장질환 합병증 및 장외 증상

염증성 장질환의 합병증
국소 합병증
출혈
천공
폐쇄 또는 협착
독성 거대결장
농양
대장암
치료 실패
전신 합병증
내과적인 치료에도 불구하고 증상이 가라 앉지 않는 경우
영양 결핍
소아에서 성장 장애
골다공증
장외 증상
눈 : 포도막염, 결막염, 홍채염
피부 : 결절성 홍반, 괴저성 농피증
뼈 및 관절 : 관절염, 골다공증
간 및 담도 : 간염, 담석, 경화성 담관염
신장 : 신장 결석

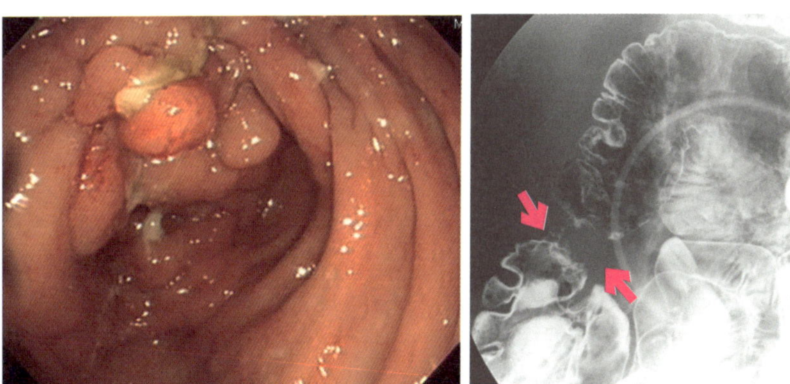

| 그림 17 | 장협착 사진

089 합병증은 얼마나 흔히 나타납니까?

염증성 장질환에서 합병증은 비교적 흔합니다. 궤양성 대장염 환자의 10-20%는 어떤 종류이건 간에 합병증을 경험하게 되고 나머지 80-90%는 합병증 없이 비교적 치료에 잘 반응합니다. 크론병과 베체트 장염에서는 합병증이 나타날 확률이 궤양성 대장염에 비하여 더 높습니다.

090 합병증은 어떻게 치료합니까?

장협착이나 폐쇄는 대부분은 금식을 통해 장에게 휴식을 주고 정맥을 통한 영양공급을 하면 호전되는 경우가 많습니다. 필요한 경우 코를 통해 고여 있는 가스와 소화액을 배출해 주면 호전되는 데 도움이 됩니다. 반복적으로 이런 증상이 생기거나 내과적 치료에 호전이 없으면 협착을 해결하기 위해 수술하기도 합니다. 장천공은 응급 상황으로 바로 수술하여야 합니다.

심한 출혈은 수혈과 함께 내과적 치료를 하면 호전되는 경우가 많으나 호전되지 않고 혈압이 심하게 떨어지는 쇼크가 예상될 때는 수술합니다.

대장암이 의심되거나 동반되었을 때도 수술이 필요합니다.

091 장외 증상이란 무엇입니까?

염증성 장질환이라 하면 장에만 염증이 일어나는 것으로 생각하기 쉬우나 실제로는 장 이외의 전신에 병을 일으킬 수 있으며 이를 염증성 장질환의 장외 증상이라 부릅니다. 장외 증상은 비교적 흔하여 염증성 장질환 환자의 약 1/3이 경험하는 것으로 추정되고 있으나 문제가 될 정도로 증상을 유발하는 경우는 많지 않습니다. 장외 증상이 흔히 나타나는 곳은 관절, 눈, 피부, 간, 담관, 신장 등이며 장이 아닌 신체의 다른 부분에 염증이 생기는 이유는 아직까지 밝혀져 있지 않습니다만 우리 몸 스스로를 보호하기 위한 방어체제(면역)가 관절, 피부 등을 자기 자신이 아닌 외부의 물질(항원)이라고 오인하여 작용함으로써 염증 반응이 일어난다고 추정되고 있습니다.

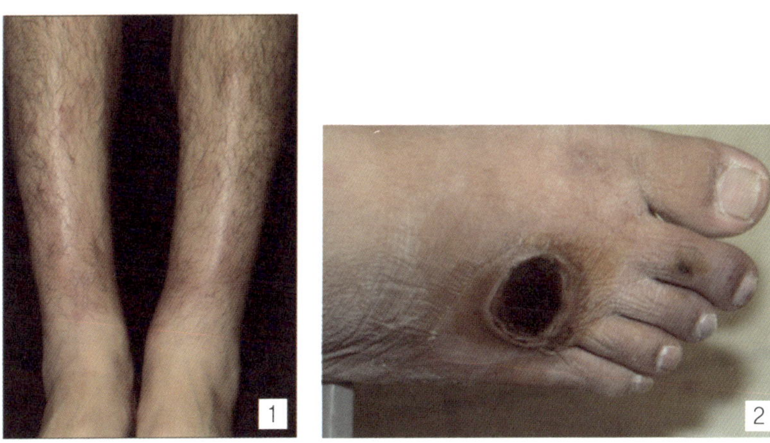

| 그림 18 | ① 결절성 홍반, ② 괴저성 농피증

대부분의 장외 증상은 장염이 심할 때 나타나고 장염이 가라앉으면 장외 증상도 호전됩니다. 그러나 일부 장외 증상은 장염의 정도와 무관하게 나타나며 드물게 장질환보다 더 큰 문제가 되기도 합니다.

관절염은 염증성 장질환의 가장 흔한 장외 증상으로서 무릎, 손, 발, 척추, 엉치뼈 등이 붓고 아프며 때로는 움직이기 어렵게 됩니다. 그외 뼈에 나타나는 장외 증상으로 골다공증도 비교적 흔하며 피부 증상으로는 결절성 홍반(빨갛게 부으면서 아픈 발진), 괴저성 농피증(고름이 잡히는 피부 궤양), 눈의 증상으로는 포도막염, 결막염, 공막염 등이 있습니다. 간 및 담도 문제로는 만성 간염 및 지방간, 경화성 담관염, 담관암, 담석 등이 있으며 신장 합병증으로 신장 결석을 들 수 있습니다.

092 장외 증상은 어떻게 치료합니까?

대부분의 경우에는 염증성 장질환 그 자체를 치료하면 장외 증상도 좋아집니다. 예를 들면 항염증제 또는 부신피질 호르몬 등을 투여하여 장 염증을 호전시키거나 장을 수술하면 관절염도 호전됩니다. 그러나 어떤 장외 증상은 그에 따른 특별한 치료가 필요하기도 합니다.

093 염증성 장질환 환자에서 대장암이 잘 생깁니까?

한국인 궤양성 대장염 연관 대장암의 추정 누적 발생비는 0.5%로 서구 발생빈도에 비하여 매우 낮으나 이는 아직 우리나라에서 궤양성 대장염의 발병률이 정점에 이르지 않아서 향후 이 수치는 증가할 수 있습니다. 궤양성 대장염 환자에서 암이 발생할 위험성은 대장염이 있는 부위가 넓을수록 그리고 병이 걸린 기간이 오래될수록 염증이 가라앉지 않고 오랫동안 지속될수록 높습니다. 유럽에서 시행된 대규모 연구에서는 직장염에서는 대장암 발생 위험률이 증가하지 않았으나, 직장에서 에스자결장 및 좌측 대장까지 병변이 있는 궤양성 대장염에서는 2.8배, 그리고 이를 넘어서 횡행결장 또는 상행결장, 즉 우측 대장까지 병변의 범위가 넓은 광범위 궤양성 대장염의 경우 14.8배로 대장암의 발생 위험률이 증가하는 것으로 알려졌습니다. 따라서 좌측대장염 또는 광범위 궤양성 대장염 환자에서는 증상 발생 시점 8년 후부터 관해 상태를 유지하고 있어라도 감시 대장내시경 검사가 권장됩니다.

대장을 침범한 크론병에서는 암 발생 위험성이 궤양성 대장염에 비하여 낮지 않으며 베체트 장염에서는 상대적인 위험성이 어느 정도인지 아직까지 알려져 있지 않습니다. 소장을 침범하는 크론병에서 매우 드물게 소장암이 생길 수 있습니다.

094 대장암을 초기에 진단하려면 어떻게 하여야 합니까?

궤양성 대장염 등 염증성 장질환이 오래된 환자는 비록 이들 질환이 비활동성인 경우라 할지라도 주기적으로 대장내시경 검사를 받아야 합니다. 검사 간격은 환자에 따라 다르지만 8년 이상 궤양성 대장염을 앓은 환자는 매년 또는 2년에 한 번씩 검사하도록 권하는 것이 일반적입니다. 조직검사에서 암 전단계인 이형성증이나 대장암이 진단되면 비록 대장의 일부분에 문제가 있더라도 나머지 부분에 조만간 암이 발생할 가능성이 높다는 것을 의미하므로 계획된 수술로 대장 전체를 절제하는 것이 권장되고 있습니다.

경과

염증성 장질환은 증상이 좋아졌다가 나빠지기를 반복하는 만성 질환입니다. 현재까지 악화를 확실하게 예견할 수 있는 인자는 알려져 있지 않습니다만 증상이 악화되는 경우에는 일찍 치료할수록 더 좋은 치료 효과를 얻을 수 있습니다.

095 증상이 악화할 것을 어떻게 하면 미리 알 수 있습니까?

염증성 장질환 증상이 완전히 없어진 상태를 관해라고 부르고 관해 상태에서 다시 증상이 악화하는 것을 재발 또는 재연이라 합니다. 증상이 악화되는 재연을 피할 수 있다면 이상적이지만 현실적으로 가능하지 않습니다. 따라서 모든 환자와 의사는 증상의 악화를 예측할 수 있는지에 대하여 궁금해 합니다. 그렇지만 아직까지 재연을 정확하게 예견할 수 있는 인자는 알려져 있지 않습니다. 그렇지만 CRP라는 혈액검사나 칼프로텍틴 대변 검사를 통해서 재연이 되기 이전이나 증상이 심해지기 전에 알아차릴 수 있는 방법이 소개되었으므로 관해 상태라도 정기적으로 병원을 방문하여 체크하는 것이 좋습니다. 증상이 심하게 악화되기 전에 일찍 치료를 시작할수록 더 좋은 효과를 얻을 수 있다는 사실은 분명하게 밝혀져 있습니다. 그러므로 증상이 없을 때는 물론이고 증상이 다시 나빠지기 시작할 때에는 빨리 주치의를 방문하여 적극적인 치료를 시작하여야 하며 효과가 분명하지 않은 치료법에 의존하다가 시간을 지체하여 치료 시기를 놓치는 일이 없도록 하여야 합니다.

096 염증성 장질환의 장기적인 경과는 어떻습니까?

염증성 장질환 환자가 가장 알고 싶어하는 문제 중의 하나는 장기적인 경과일 것입니다. 그러나 개개 환자의 경과를 예측하는 것은 매우 어려운 일이며 불가능에 가깝습니다. 대부분의 환자에서는 증상이 악화되는 재연기와 증상이 없어지는 관해기가 반복됩니다. 그러나 일부 소수의 환자에서는 한 번 증상이 있은 이후 평생 다시 악화하지 않는 경우도 있으며 반대로 일부 환자에서는 관해에 이르지 못하고 증상이 계속되기도 합니다.

097 염증성 장질환 증상 및 경과에서 남녀 노소간에 차이가 있습니까?

남녀간에 염증성 장질환 증상 또는 경과 차이는 없습니다. 그러나 소아에서는 몇 가지 특징적인 차이가 있으며 이를 소아 환자에 대한 질문 항목에 정리하였으므로 참고하시기 바랍니다. 젊은 나이에 염증성 장질환이 발생하는 환자에서는 나이가 많아서 발생하는 경우에 비하여 경과가 다소 나쁜 것으로 알려져 있습니다.

098 염증성 장질환 환자의 평균 수명은 어떻습니까?

염증성 장질환 환자의 평균 수명은 일반 대중과 비교할 때 큰 차이가 없다고 알려져 있습니다. 최근에 스웨덴에서 1964년부터 2014년까지 801,180명의 염증성 장질환 환자를 대상으로 시행한 대규모 전향적 관찰연구가 발표되었는데, 그 연구에 따르면 궤양성 대장염과 크론병, 그리고 중간장염 환자 모두 일반 대중에 비하여 사망률이 약간 높았지만, 1964년 이후 사망률이 지속적으로 감소하고 있음을 보고하였습니다. 베체트 장염 환자의 사망률에 대해서는 알려진 바 없지만 큰 혈관 또는 중추신경계를 침범하는 베체트병 이외에는 사망에 이르는 경우가 흔하지 않고 장 침범에 의한 천공 합병증으로 사망하는 경우가 드물게 있습니다.

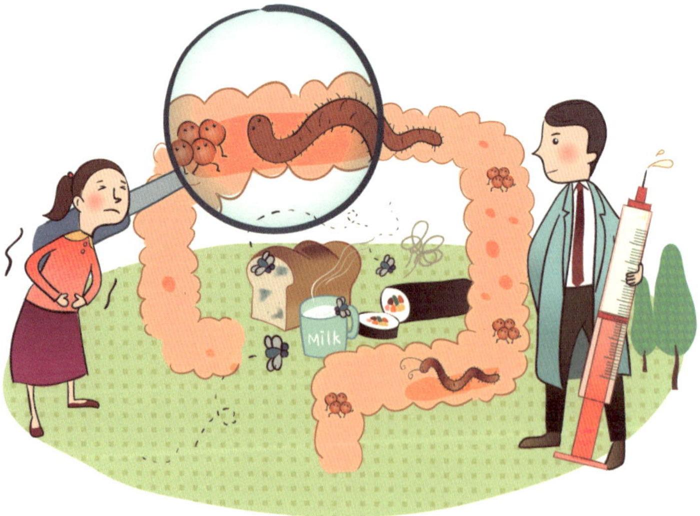

여성에서 염증성 장질환과 임신

염증성 장질환 환자 대부분은 젊은 나이에 발병하여 장기간에 걸쳐 악화와 호전을 반복하므로 질병 경과 중 임신을 계획하고 있는 경우가 흔하며 성생활, 수태, 임신, 분만 및 자식의 건강 등 임신과 관계된 문제에 직면할 가능성이 높습니다.

가임 연령의 여자 환자와 그 가족은 임신이 궤양성 대장염과 크론병 및 베체트 장염 경과에 어떤 영향을 미치는지 그리고 반대로 질병이 임신 경과에 어떤 영향을 미치는지 알아두지 않으면 안됩니다.

099 염증성 장질환 환자도 건강한 사람과 같이 쉽게 임신이 됩니까?

일반적으로 염증성 장질환 환자도 건강한 사람과 비슷하게 임신합니다. 대규모 연구에 의하면 염증성 장질환 환자의 임신 횟수는 건강한 대조군에 비하여 적지만 임신율 감소는 질병으로 인한 문제에 기인하는 것이 아니라, 환자가 스스로 임신하지 않기로 선택하기 때문이라고 합니다. 실제로 치료 약제 부작용이나 질병 그 자체가 태아에 미칠지 모르는 영향을 우려하여 임신을 기피하는 것이 가장 흔한 불임의 원인으로 자의 피임율은 궤양성 대장염 환자에서 21-25%, 그리고 크론병에서 14-30%로 일반인의 7-14%에 비하여 높습니다.

궤양성 대장염 환자는 건강한 사람과 같이 쉽게 임신하지만 소장 및 대장을 침범하는 크론병과 베체트 장염 환자에서는 일시적인 어려움이 있을 수 있습니다. 그러나 크론병과 베체트 장염 환자에서 수태장애는 나팔관 폐쇄에 의한 것은 아니며 빈혈, 발열 또는 누공 등 활동성 증상과 연관됩니다. 따라서 만약 크론병 또는 베체트 장염이 심하면 증상이 가라앉고 기분이 호전될 때까지 임신을 연기하는 것이 좋으며 임신을 원한다면 더욱 적극적인 치료로 관해를 유도하여야 합니다.

만약 염증성 장질환으로 인하여 수술받은 환자, 특히 회장과 공장을 수술받은 환자에서는 피임을 하지 않는 상태에서 1년 동안 임신이 되지 않는 경우, 불임에 대한 검사를 늦추지 말 것을 권유하고 있습니다.

100 염증성 장질환 환자에서 임신이 해롭습니까?

궤양성 대장염과 크론병 및 베체트 장염 환자가 임신할 계획이면 자신의 건강상태를 잘 알고 있어야 합니다. 염증성 장질환 임상경과는 임신하지 않은 경우와 크게 다르지 않아서 질병이 임신 도중에 악화되는 비율은 12-36% 정도입니다. 임신 도중 질병의 임상경과는 임신 당시 질병 활성도에 의해 좌우됩니다. 즉, 임신할 당시 관해 상태에 있다면, 임신기간 중 별 문제 없이 잘 지내는 것이 보통입니다. 그러나 만약 활동기에 임신했다면 궤양성 대장염과 크론병이 임신기간 중 계속 활동적으로 진행되고 때로는 임신 후 더욱 악화되기도 합니다. 궤양성 대장염 환자가 임신하면 임신 초기(3개월 내)에 악화하는 경우가 많으며 크론병 환자에서는 임시 후기에 악화하는 경우가 흔합니다. 관해(약물치료로 증상이 좋아진 상태를 계속 유지하는 것)가 유지되는 경우에는 산모가 건강하게 출산에 이를 수 있다는 것이 전문가들의 공통된 의견입니다.

장기적인 관점에서 볼 때 임신이 염증성 장질환의 경과에 나쁜 영향을 미치지는 않으며 오히려 긍정적인 효과를 보입니다. 즉, 임신 경력이 많을수록 수술이 필요한 경우가 적고 재수술이 필요한 경우라 할지라도 수술과 수술 사이의 간격이 길다는 영국의 연구 결과가 이를 뒷받침합니다. 소규모 코호트 연구에서 오히려 출산 경험이 있는 여성에서 질병 재발이 의미있게 감소하였다는 보고도 있습니다. 이는 임신 기간 중에 분비되어 섬유화와 협착을 억제하는 렐렉신(relaxin)이라는 호르몬이 섬유조직 유연성을 증가시키기 때문이라고 추측됩니다. 또한 출산 후 3년간 관찰하였을 때 크론병과 궤양성 대장염 모두에서 임신 전이나 임신하지 않은 대조군에 비하여 출산 후의 재발률이 낮다는 보고도 있습니다. 류마티스성 관절염 등 자가면역질환 환자에서도 임신과 질병 호전이 연관된다고 알려져 있는데 태아가 산모의 면역반응에 좋은 영향을 주기 때문이라고 추측됩니다.

결론적으로 볼 때 임신이 염증성 장질환의 경과에 나쁜 영향을 미치지는 않으므로 질병의 경과가 나빠질까 두려워 임신을 피할 필요는 없으며, 염증성 장질환이 관해기에 이른 후 계획적인 임신을 한다면 임신에 의한 영향을 최소화 할 수 있을 것입니다.

101 염증성 장질환이 임신과 출산 그리고 태아 및 신생아에 어떤 영향을 미칩니까?

궤양성 대장염과 크론병 환자라 할지라도 정상 분만에 이르는 비율은 건강한 사람과 비슷합니다. 또한 선천성 기형이나 자연 유산 및 사산 등의 비율이나 고혈압 또는 단백뇨 등 임신과 관계된 산모 합병증도 염증성 장질환 존재 여부에 따라 크게 영향을 받지 않습니다. 그러나 활동성 크론병 환자에서는 미숙아를 분만할 확률이 높으며 때로는 사산하기도 합니다. 만약 임신 중에 증상이 악화되어 수술이 필요할 정도가 되면 태아의 위험성도 높아지게 됩니다.

102 임신 중에도 염증성 장질환이 발병할 수 있습니까?

임신 중에 새롭게 염증성 장질환이 발생하는 경우는 매우 드문 것으로 알려져 있습니다. 과거에는 임신 중에 발병하는 경우에 심한 임상경과를 보인다는 견해도 있었지만 현재는 임신 중이더라도 임상경과는 임신하지 않은 경우와 유사하며 약제에 대한 반응 역시 비슷하다고 알려져 있습니다. 따라서 임신 중에 염증성 장질환이 발병한 것으로 인공유산을 고려해서는 안되며 또한 인공유산이 질병을 호전시키는 효과가 없다는 사실을 알아야 합니다. 단지 염증성 장질환 증상이 명확하지 않을 수 있고 임신과 연관된 증상과 비슷하기도 하여 임신 중에 발병하는 경우에는 진단이 어려운 것은 사실입니다. 적절한 진단을 위해서 시행되는 에스자 결장경 검사는 임신 중이라도 안전하게 시행될 수 있으며 일단 진단이 되면 적극적인 내과 치료로 대부분 호전되고 정상적인 임신을 유지할 수 있고 분만도 정상적으로 이루어 질 수 있습니다.

103 임신 중에 치료는 어떻게 해야 합니까?

태아에 미치는 영향을 고려하여 환자 스스로 임신 중에 가능한 한 어떤 약도 먹지 않으려는 것은 당연합니다. 설파살라진 또는 메살라진과 부신피질 호르몬제는 궤양성대장염 또는 크론병을 치료하기 위하여 가장 많이 사용되는 약입니다. 그러나 임신 중에 이 두 가지 약을 복용하더라도 태아에 해롭다는 근거가 없음이 광범위한 연구 결과 밝혀졌습니다. 임신 중 주된 위험 인자는 약 부작용이 아니고 활동성인 질병 그 자체입니다. 따라서 임신하였다는 이유로 치료를 위한 투약을 중단하는 것은 옳지 않습니다. 만약 임신 중에 질병이 악화되면 약을 복용하고 있지 않는 산모는 오히려 설파살라진, 메살라진 또는 부신피질 호르몬제를 사용하기 시작하여야 하며 이미 약을 쓰고 있는 산모는 그 양을 증가하거나 두 가지 약을 병합하여 사용하여야 합니다. 경우에 따라서는 항 TNF 제제로 관해를 유도하는 것을 고려할 수도 있습니다. 설파살라진 또는 메살라진으로 관해가 잘 유지되고 있는 산모는 임신 중이라 할지라도 계속 사용하는 것이 좋습니다.

104 임신 중에는 약 부작용이 더 심합니까?

아닙니다. 그러나 설파살라진을 복용하는 산모는 보통 산모에 비하여 구역질이 더 심한 경우가 있습니다. 또한 임신 후기에 흔히 경험하는 속쓰림이 더 심할 수 있습니다. 그러나 일반적으로 임신 중이라고 해서 약 부작용이 더 심해지지는 않습니다.

105 약을 복용하면서 신생아에게 모유를 먹여도 됩니까?

모유 수유를 1년 이상 할 경우, 크론병에 걸릴 확률이 감소한다는 것이 광범위 역학 연구에서 밝혀졌습니다. 따라서 아이가 태어나서 1년 이상 모유를 먹을 수 있다면 큰 축복입니다. 그렇지만 고민은 약을 복용하면서 모유를 먹여도 되는가일 것입니다. 설파살라진과 메살라진 그리고 부신피질 호르몬제는 혈청 대비 모유내 농도가 낮고 수유 중에 사용하여도 안전한 반면 메토트렉세이트와 탈리도마이드는 수유 중 금기입니다. 또한 사이클로스포린, 메트로니다졸과 시프로플록사신도 수유 전에 중단하여야 합니다. 지사제인 로페라마이드와 디페녹시레이트도 수유 중에 사용해서는 안되는 반면 아세트아미노펜과 코데인은 안전합니다. 그러나 부신피질 호르몬제 양은 줄여야 하며 가능한 한 빨리 끊는 것이 바람직하다는 사실은 임신 중이 아닌 환자와 마찬가지로 당연합니다. 만약 부신피질 호르몬제를 복용하는 사람이 신생아에게 모유를 먹이고자 하면 수유 전에 4시간 지연 투약할 것을 권장하며, 반드시 소아과 의사와 상의하여야 합니다.

106 임신 중 아자치오프린(azathioprine), 항 TNF 제제와 같은 약제는 어떻습니까? 주의할 점은 없습니까?

염증성 장질환에서 메살라진이 1차약으로 널리 사용되지만 경우에 따라 면역조절제를 사용하게 되는 경우도 흔합니다. 메토트렉세이트와 탈리도마이드를 제외한 대부분의 염증성 장질환 약물에 대한 태아 노출은 위험이 낮은 것으로 간주되고 있습니다. 면역조절제로 질병이 잘 조절되고 있는 환자의 경우 임신하기 이전에 부작용을 우려하여 면역조절제를 중단할 이유가 없으며 임신 중에도 위험과 효능을 평가한 염증성 장질환의 재연을 막기 위해 계속하여 사용할 것을 유럽진료지침에서도 권고하고 있습니다.

또한 연구 결과 임신 중에 아자치오프린을 복용했다고 해서 신생아가 태어나서 첫 돌까지 감염 위험율이 증가하지 않는다고 알려졌습니다. 따라서 주치의와 상의없이 자의로 임신 전이나 임신 도중 면연조절제를 중단할 이유는 없습니다.

최근에는 항 TNF 제제를 투약받고 있는 상태에서 임신과 출산을 경험하는 환자들이 늘어나고 있습니다. 인플릭시맙과 아달리무맙 역시 유럽진료

지침에서 임신 기간 중 비교적 안전하게 유지할 수 있는 약제로 언급하였습니다. 이들 약제는 임신 2기까지는 태반을 통과하지 못하다가 임신 3기부터는 태반을 통과할 수 있게 되므로, 환자의 상태에 따라 임신 24-26주경부터 약제를 출산 때까지 일시적으로 중단하여 태아로의 노출을 최소화할 수 있는 방법을 택하기도 하고, 최근에는 중단하지 않고 출산때까지 지속적으로 사용하기도 합니다. 또한 항 TNF 제제를 투약받은 산모로부터 태어난 신생아에게 생후 6개월 동안은 가급적 생백신 접종을 미룰 것을 권유하므로 신생아과 담당 주치의 선생님과 면밀하게 상의하시기 바랍니다. 물론 사백신 접종은 일반 신생아와 다르지 않으므로 인플릭시맙 또는 아달리무맙을 맞은 산모에게서 태어난 신생아는 사백신 접종을 미뤄서는 안 되고 접종 스케줄대로 진행해야 합니다.

| 표 20 | 임신 때 사용 가능한 약과 금기인 약

안전	안전한 편	금기
5-ASA[1]	Budesonide	Methotrexate
설파살라진	아자치오프린/6-MP	thalidomide
부신피질 호르몬제	Quinolones(임신초기 제외)	Sulphonamides
레미케이드,휴미라	Metronidazole(임신초기 제외)	테트라사이이클린
	Cyclosporin	
	Tacrolimus	

[1] Dibutylphthalate 코팅 제제 제외한 5-ASA가 임신 중 안전합니다.

107 염증성 장질환 환자에서 임신 중절이 필요한 경우가 있습니까?

염증성 장질환이 활동기일 때 매우 드물게 임신 중절을 하는 경우도 있으나 대개는 보다 적극적인 약물치료로 염증을 억제해 나가는 것이 바람직합니다. 즉, 염증성 장질환을 앓고 있다는 이유만으로 임신 중절을 해야 할 근거는 없습니다.

108 염증성 장질환을 진단하는 검사 중 산모에게 안전한 것은 무엇입니까?

질병을 관리하는데 필요하다면 산모라 할지라도 위 및 십이지장 내시경 검사와 일부 대장을 관찰하는 대장내시경검사 및 조직검사를 하지 못할 이유가 없습니다. 그러나 방사선 조사 때문에 엑스레이나 CT 촬영은 가능하면 출산 후로 미루는 것이 바람직합니다.

109 임신 중에도 염증성 장질환 때문에 수술하는 경우가 있습니까?

가능하다면 모든 수술은 출산 후에 하는 것이 이상적입니다. 그러나 병이 매우 심하고 내과적인 치료에도 불구하고 반응이 나쁜 경우에는 수술하지 않는 것이 더 위험할 수도 있습니다. 따라서 이런 예에서는 수술에 따른 위험성과 수술하지 않을 경우의 위험성을 잘 비교하여 수술 여부를 결정하여야 합니다. 임신 중에 장 절제술 및 장루 수술을 안전하게 할 수 있다는 보고도 있지만 태아에게 나쁜 영향을 미치는 것은 피할 수 없습니다.

110 염증성 장질환 때문에 수술 받은 사람이 임신하면 어떻습니까?

크론병과 베체트 장염 환자에서 임신 당시 염증이 활동성이 아니면 그전에 장 절제술 등 수술을 받은 사실이 임신에 영향을 미치지 않습니다. 대부분 환자에서 수술 후에는 증상이 없어지므로 증상이 있지만 수술하지 않은 경우에 비하여 임신 경과가 오히려 더 좋은 예가 많습니다. 다만 장루술을 시행 받은 환자에서는 임신 때문에 뱃속의 압력이 높아지면 장루가 밖으로 빠져나오거나 막힐 우려가 있으므로 장루 수술 후 1년 이내에는 임신하지 않는 편이 바람직합니다. 일반적으로 궤양성 대장염 환자들은 굳이 제왕절개술을 받을 이유가 없습니다. 크론병 환자에서 항문 또는 직장 주위에 농양 또는 누공이 있으면 정상 분만 도중 회음부 절개술(태아가 나오는 산도를 넓히는 수술)을 피하여야 하며 이런 예에서는 제왕 절개를 통하여 분만하는 편이 더 좋습니다. 하지만 임신 전에 항문주위 병변이 없거나, 있더라도 비활동성인 확률이 매우 낮으므로 제왕절개술이 반드시 필요하지 않습니다.

111 임신 중에 염증성 장질환이 악화된 경우 다음 임신은 어떻게 됩니까?

임신 중 궤양성 대장염 또는 크론병 및 베체트 장염 경과가 다음 번 임신 때 그대로 재현된다는 근거는 없습니다. 따라서 임신 중에 염증성 장질환이 악화한 경험이 있다고 하더라도 그것이 다음 임신을 피할 이유가 되지는 못합니다.

112 어머니가 염증성 장질환 환자인 경우 자식들에서 이들 질환이 흔합니까?

부모님이 궤양성 대장염 또는 크론병 환자일 경우 자녀들이 이들 질환에 걸릴 확률은 보통 사람보다는 높습니다. 서양에서는 궤양성 대장염 또는 크론병 환자 가족 중 열 명당 한두 명에서 이들 질환이 또 있을 정도로 확률이 높지만 우리나라에서는 여러 전문의의 경험에 따르면 그 확률이 매우 낮습니다. 가족 중에 궤양성 대장염 또는 크론병 환자가 여러 명인 경우라 할지라도 어떤 사람에서 질병이 나타날지 예견할 수 있는 인자는 아직까지 알려져 있지 않습니다. 그러므로 궤양성 대장염 또는 크론병은 유전적인 질환이라 하지 않고 가족성인 질환이라 부릅니다. 부모가 궤양성 대장염 또는 크론병을 앓고 있는 경우 아이가 병을 타고날지 여부 또한 알 수 없으므로 아이가 병에 걸릴 것을 염려하여 임신을 피하는 것은 바람직하지 않습니다.

113 염증성 잘질환 환자인 산모가 특별히 복용해야 되는 음식이 있습니까?

모든 임산부에게 영양상태는 중요한 관심사이지만, 염증성 장질환 환자가 임신하는 경우 특별히 중요합니다. 염증성 장질환 환자가 임신하면 일반적으로 건강한 산모에게 권장되는 식이지침을 따르도록 권장하지만 영양결핍이 동반된 경우에는 경장영양액을 포함한 영양학적 처치가 필요하기도 합니다.

또 모든 임산부에게 엽산보충이 권장되고 있습니다. 특히, 염증성 장질환 환자 중에서 크론병인 경우 질병 그 자체에 의하여 엽산이 결핍되기 쉽고, 궤양성 대장염인 경우에는 설파살라진이 엽산 흡수를 억제하므로 엽산 보충이 필요합니다.

114 임신 중 감정적인 변화가 병을 악화시키는지요?

스트레스가 궤양성 대장염 또는 크론병 원인이 되는 것은 아니지만 심리적인 스트레스는 임신 여부와 관계 없이 증상을 악화시킬 수 있습니다. 출산 직후에도 임신 중과 마찬가지로 육체 및 정신적으로 변화가 심한 때이므로 일시적으로 증상이 나빠질 수 있습니다.

115 남편이 염증성 장질환으로 치료 중인데 임신을 계획하고 있습니다. 어떻게 할까요?

남성 염증성 장질환 환자의 경우는 일반인에 비해 생식능력이 크게 저하되지 않습니다. 그러나 만약 남편이 설파살라진(sulfasalazine)을 복용하는 경우에, 약의 부작용으로 – 이것은 되돌릴 수 있는 부작용입니다 – 정자 수가 감소하거나 정자 운동성이 감퇴되어 수태가 되지 않는 경우가 생길 수 있습니다. 이 경우 임신을 시도하기 전에 남성이 설파살리진을 복용하지 않고(않거나), 설파살라진과 비슷한 작용을 하는 5-ASA 제제인 아사콜(Asacol), 펜타사(Pentasa), 메자반트(Mezavant), 콜라잘(Colazal) 등으로 바꾸는 것을 고려합니다.

116 모유 수유시 치료 약제는 어떻게 하나요?

모유 수유시에도 대부분 약제는 중단할 필요는 없습니다. 하지만 일부 항생제와 메톡트렉세이트와 같은 면역조절제는 사용을 하지 않는 것 이 좋습니다. 다시 강조하지만 스스로 약을 추가하거나 중지하지 말고 주 치의와 긴밀한 상의 후 결정하는 것이 좋습니다.

| 표 21 | 모유 수유 때 사용 가능한 약과 금기인 약

안전	안전한 편	금기
Sulfasalazine 5-ASA Corticosteroid[1]	Budesonide 아자치오프린/6-MP Olsalazine Tacrolimus	Methotrexate Thalidomide Cyclosporine Diphenoxylate Ciprofloxacin Metronidazole Loperamide

[1] 수유 전 4시간 지연 권장

• 인플릭시맙/아달리무맙은 안전할 것으로 추정하나 연구자료가 부족하여 결론을 내리기는 어렵습니다.

117 염증성 장질환이 있으면 골다공증이 생길 확률이 높나요?

예, 그렇습니다. 염증성 장질환과 관련이 있는 골다공증의 전체적인 빈도는 약 15% 정도이고 연령이 증가함에 따라 빈도도 증가한다고 알려져 있습니다. 특히 흡연과 스테로이드 사용, 칼슘 섭취 및 흡수 저하 등에 의해서 위험성이 더 증가합니다. 또한 폐경 이후에는 이 위험성이 더욱 커집니다. 따라서 골다공증이 있거나 있을 가능성이 높은 사람에게서는 칼슘 제제나 폐경기 여성에서와 같이 호르몬 대체요법, 골다공증 치료제 등을 사용할 수 있습니다. 주의해야 할 것은 요통의 원인 중에는 염증성 장질환 자체의 관절 침범에 의한 증상일 수 있다는 것입니다.

118 염증성 장질환이 폐경에 영향을 미치나요?

아닙니다. 관해기이고 월경주기가 일정할 경우, 폐경은 일반인과 같이 자연스럽게 나타납니다. 하지만 심한 활동기에는 생리가 일시 중단될 수도 있습니다.

119 여성들의 염증성 장질환에 대한 올바른 자세는 무엇입니까?

대부분 크론병과 궤양성 대장염 환자는 건강하고 행복한 가정을 가질 수 있습니다. 그러나 질병이 활동성인 경우 자연 유산이나 조산 위험성이 정상인에 비하여 2-3배 높으며 임신 도중에 질병이 악화될 수 있으므로 임신에 앞서 가임기 여성은 자신의 질환이 임신을 유지할 수 있을 정도로 효과적으로 조절되고 있는지 여부를 판단해야 합니다. 염증성 장질환 환자가 임신을 원하면 제반 문제에 대하여 주치의와 면밀하게 의논하는 것이 바람직합니다. 주치의는 불임, 질병의 상속, 임신의 합병증 등에 대한 환자의 관심사에 응대할 준비가 필요하고 최선의 치료방법을 선택하여 관해 상태에서 임신을 계획하도록 권하여야 하며 산모와 태아에 대한 약제 부작용 가능성과 활동성 질환 위험성을 비교하여 치료 전략을 수립하게 됩니다. 임신 중에는 불필요한 약제 사용을 되도록 피하여야 하지만 설파살리진과 5-ASA제제 및 부신피질 호르몬제의 안전성은 증명되어 있고 특히, 태아와 산모에게 위험한 것은 약제가 아니라 질병의 활성도 그 자체임을 명심하여 질병이 악화되더라도 일반적인 내과적 치료에 대한 불안감을 가질 필요는 없으며 임신 중에 약제를 사용하면 태아에 대한 위험성이 있다고 스스로 판단하여 중단하는 일이 없어야 합니다.

소아 염증성 장질환

소아에서도 궤양성 대장염, 크론병 및 베체트 장염 등의 염증성 장질환이 발생할 수 있습니다. 소아와 어른의 염증성 장질환 사이에 큰 차이는 없습니다만 성장기 어린이가 염증성 장질환에 걸리면 성장이 늦거나 중지할 수 있으므로 더욱 세심한 주의를 요합니다.

120 소아 염증성 장질환은 어른과 다릅니까?

아닙니다. 소아와 어른의 염증성 장질환은 같습니다만 소아 염증성 장질환을 치료할 때에는 더욱 세심한 주의를 요합니다. 한 가지 중요한 차이는 성장기 어린이가 염증성 장질환에 걸리면 성장이 늦거나 중지할 수 있다는 점입니다. 따라서 소아 환자를 대하는 의사는 이 점을 고려하여 치료 계획을 수립하여야 합니다. 염증성 장질환을 치료하는 약, 즉 메살라진, 부신피질 호르몬제 및 면역조절제는 성인과 같지만 각각 약을 사용하는 방법에는 다소 차이가 있을 수 있습니다. 예를 들면 소아 크론병에서는 성인 크론병과 달리 첫번째 유도 치료로 부신피질 호르몬제를 사용하지 않고 완전경장영양을 시도하여 성장에 미치는 영향을 최소화하도록 합니다.

121 소아 염증성 장질환 초기 증상에는 어떤 것이 있습니까?

소아 궤양성 대장염의 첫 증상은 주로 대변이 점차 묽어지면서 때로는 피가 섞여 나오고 배가 아픈 것입니다. 설사는 점차 심해지기도 하고 때로는 갑자기 심해지기도 합니다. 관절이 아프다고 호소하는 아이들도 있습니다. 마찬가지로, 소아청소년 궤양성 대장염에서도 성인과 다른 평가지표 (PUCAI)를 임상에서 사용하고 있습니다(부록 14). 이는 주관적인 증상 항목인 복통, 직장출혈, 대변양상, 24시간의 대변 횟수, 수면 중 대변 유무, 활동성 정도로 되어 있으며, 지난 2일간의 증상을 회상하여 증상을 점수화합니다. 성인 궤양성 대장염과 달리 소아에서는 대장내시경 소견을 일차적인 기준으로 삼고 있지는 않으며, 비침습적 활성도 표지자를 개발하려는 목적으로 만들어졌습니다.

크론병에서는 초기 증상이 애매하여 일찍 진단하는 것이 더 어렵습니다. 때로는 설사가 나타나기 훨씬 전에 복통이 나타나기도 하고 때로는 복통과 설사가 동시에 시작하기도 합니다. 복통은 주로 배꼽 주위 또는 오른쪽에 흔하며 식후에 더 심한 것이 보통입니다. 원인을 찾을 수 없는 복통과 더불어 식욕과 체중이 줄어들기 때문에 거식증(음식을 거부하는 병) 또는 학교 가기를 싫어하기 때문에 나타나는 증상이나 다른 정신적인 문제로 오인되기 쉽습니다. 임상에서 소아청소년 크론병에서 질병활성도를 평가하고 치료 성과의 객관적인 판정을 위해서는 성장 요인을 포함하여 Pediatric Crohn's Disease Activity Index(PCDAI)를 주로 사용하고 있습니다(부록 15). 이 방법은 환자의 증상과 상태, 혈액검사 소견 등을 평가하여 관해기, 경증, 중등증, 중증으로 분류하는 방법이며, 병원에 내원하기 전 1주일간의 증상이나 상태를 평가하게 됩니다. 이외에도, PCDAI에 CRP를 첨부한 modified PCDAI가 급성활성도 변화 및 염증을 반영하는 데에 유리하다는 의견이 있습니다.

흔하지는 않지만 소화기 증상이 나타나기 전에 발열과 관절통을 호소하는 아이들도 있고 아주 어린 아이에서는 구역질과 구토도 흔히 보이는 증상입니다.

성장 장애를 제외하면 증상이나 합병증이 어른의 경우와 거의 비슷하지만 아이들은 어른에 비하여 더 심하게 아프다고 느낍니다.

122 어린이가 염증성 장질환에 걸린다면 몇 살에 잘 생깁니까?

어떤 연령의 어린이에서도 염증성 장질환이 생길 수 있습니다. 그러나 10세 이전에는 비교적 드물고 나이가 많아짐에 따라 나이에 비례하여 발생 예가 증가합니다. 소아에서도 남자와 여자 어린이 사이의 차이는 없습니다.

123 염증성 장질환을 앓는 어린이도 정상적으로 성장할 수 있습니까?

물론입니다. 궤양성 대장염, 크론병 및 베체트 장염은 만성적인 질환으로서 평생 지속되는 것이 보통입니다. 그러나 어린이건 어른이건 많은 환자에서 증상이 완전히 가라앉는 시기가 상당한 기간 동안 있으며 많은 수에서 증상이 매우 가볍거나 비록 초기에 심한 증상이 있다 하더라도 치료에 대한 반응이 좋습니다. 염증성 장질환은 오랫동안 환자를 괴롭히기는 하지만 생명을 위협하는 경우는 매우 드뭅니다. 뿐만 아니라 궤양성 대장염을 앓는 어린이가 병이 심하여 수술이 필요할 정도라면 대장과 직장을 절제한 후에는 평생 대장염에 대한 걱정을 하지 않아도 됩니다. 크론병과 베체트 장염에서도 때로는 병이 있는 부위의 장을 절제하는 수술을 요하는 경우가 있는데 이때에도 수술 후에는 상당 기간 동안 증상이 없게 됩니다. 그러나 이 경우에는 수술하더라도 병이 완치되는 것은 아닙니다.

124 염증성 장질환으로 인한 성장 장애는 어떻게 알 수 있습니까?

염증성 장질환이 사춘기 이전에 발병한 아이의 15-30%에서 성장 장애가 나타납니다. 성장 장애로 인하여 키가 크지 않고 체중이 늘지 않으므로 아이들은 친구에 비하여 자신이 작다는 것을 스스로 알게 됩니다. 성장기 아이들의 평균 키 및 몸무게와 분포를 알 수 있는 정상 소아 발육치와 비교하면 아이의 나이에 따른 성장 정도를 잘 평가할 수 있습니다(부록 16). 또한 사춘기가 다른 아이에 비하여 늦게 시작합니다. 때로는 뼈 발육이 늦어지는데 이는 엑스레이 촬영으로 알아 볼 수 있습니다.

125 염증성 장질환에서 왜 성장 장애가 일어납니까?

염증성 장질환을 앓는 아이라 할지라도 성장 호르몬은 부족하지 않습니다. 그러나 크론병을 앓는 아이들은 식욕이 없고, 먹으면 복통, 구역질 및 설사가 나타나거나 심해지기 때문에 먹는 양이 적어집니다. 이와 더불어 설사로 인하여 영양소가 빠져 나가고 장 염증으로 인하여 영양소 흡수가 잘 되지 않기 때문에 영양 상태가 나빠지고 성장이 더디게 되는 것입니다. 성장 장애가 있는 염증성 장질환 환아는 심하게 앓는 아이들이므로 부신피질 호르몬제를 투여하는 예가 많은데 부신피질 호르몬제는 성장 장애를 유발한다고 알려져 있습니다.

126 성장 장애가 있는 아이에서 수술은 어떤 영향을 미칩니까?

소아 환자에서도 어른과 마찬가지로 내과적 치료에 실패하거나 합병증이 발생하면 수술하게 됩니다. 성장 장애도 수술하게 되는 중요한 이유의 하나인데 다만 수술 시기는 사춘기 이전으로 향후 성장 가능성이 있는 아이에 국한됩니다. 수술하는 염증성 장질환 환아에서 성장 장애와 더불어 수술할 다른 이유가 공존하는 것이 보통이지만 때로는 다른 이유 없이 성

장 장애만으로 수술하기도 합니다. 그러나 크론병과 베체트 장염은 수술 후에도 재발하는 예가 많으므로 수술할 다른 이유가 없고 성장 장애만 있을 경우에는 수술 여부를 신중하게 결정하여야 합니다.

염증성 장질환을 앓고 있는 아이는 사춘기가 늦어지게 되므로 늦게라도 성장할 가능성이 있다는 사실 또한 염두에 두어야 합니다.

127 성장 장애가 있는 아이에서 특별한 식이 요법이 도움이 됩니까?

염증성 장질환에서는 비타민 B12, 엽산, 비타민 C와 D, 철분, 칼슘, 아연, 마그네슘 등 비타민과 미네랄이 모자라는 경우가 많습니다. 때로는 이러한 비타민과 미네랄을 추가 공급하는 것이 필요하지만 아이들이 먹고 싶어하는 것을 마음대로 먹도록 하는 것이 우선입니다. 그러나 병을 앓는 아이들은 앞서 언급한 이유로 잘 먹으려 들지 않기 때문에 충분한 영양을 음식으로만 공급하는 것이 쉽지는 않습니다. 이럴 때에는 성분 영양(elemental diet)이라 불리는 액체 영양식이가 도움이 됩니다. 액체 영양식이는 소화과정이 단순하고 흡수된 후 남는 찌꺼기가 적다는 장점이 있습니다. 영양 결핍이 심한 경우에는 코를 통하여 가느다란 튜브를 위에 넣고 아이가 잠을 자는 동안에 영양식이를 천천히 계속 투여하는 방법을 쓰기도 합니다. 이 방법은 가정에서도 가능합니다. 병이 너무 심하여 전혀 먹지 못할 정도일 때에는 몇 주 또는 몇 달 동안 정맥 주사로 영양을 공급할 수도 있습니다.

128 우리 아이가 병을 이겨 나갈 수 있도록 부모로서 어떻게 도와주어야 합니까?

가장 중요한 것은 부모님이 아이의 병을 받아 들이는 것입니다. 이렇게 함으로써 아이는 자신의 병을 주위에 증명하기 위해 노력해야 하는 짐을 덜게 됩니다. 가능한 한 많은 정보를 얻도록 부모 스스로도 노력하고 아이에게도 궁금한 점은 언제나 묻도록 격려합니다.

심한 복통이나 혈변은 아이가 감당하기에는 매우 괴로울 뿐 아니라 아이를 당황하게 합니다. 부모님의 이해와 사랑과 더불어 부모님이 자신의 질병에 대한 충분한 지식을 가지고 있다는 사실을 알게 되면 아이는 안심하게 됩니다. 질병에 대하여 절망하거나 질병을 무시하는 것은 누구에게도 도움이 되지 않습니다. 아이 중에 하나가 만성적인 질환으로 고생하게 되면 다른 아이에 비하여 더 많은 시간을 할애하게 됩니다. 이에 대하여 원망하거나 질투하지 않도록 다른 아이들에게도 이해를 구하여야 합니다. 그러나 질병이 가족의 일 중에서 중심이 되어서는 안됩니다.

129 우리 아이에게 자신의 병에 대하여 어느 정도 가르쳐 주어야 합니까?

성교육과 마찬가지로 이이가 들을 준비가 되어 있는 만큼 말해 줍니다. 궁금한 점이 있으면 언제나 주치의에게 묻도록 아이를 격려합니다. 어린 아이라 할지라도 자신의 병에 대하여 잘 알수록 더 잘 이겨나갈 수 있습니다. 뿐만 아니라 사춘기에 접어든 아이는 자신의 병과 그 병이 자신에게 미칠 영향에 대하여 알 권리가 있다는 점도 기억해야 합니다.

그러나 실제로 일어날 가능성이 매우 낮은 모든 합병증에 대하여 아이와 의논하는 것은 바람직하지 않습니다.

130 부모로서 잘못하여 상황을 악화시킬 만한 일은 없습니까?

우선 자녀의 병에 대하여 죄의식을 가지지 않도록 하여야 합니다. 자녀의 만성 질환은 부모님들의 과보호가 되는 원인이 됩니다. 이것은 자연스러운 현상이며 어느 정도의 보호는 필요하기도 합니다. 그러나 자녀가 어느 정도 자라면 약을 복용하거나 진료 계획을 세우는 등의 일은 스스로 하도록 하여 독립성을 기르는 것이 바람직합니다.

질병은 부모와 자녀 사이에 긴장을 일으키는 원인입니다. 아이가 잘 먹지 않거나 체중이 줄게 되면 너무 걱정하지만 말고 질병과 치료에 따른 변화에 대한 두려움을 솔직하게 서로 이야기하는 편이 좋습니다. 이런 실제적인 문제가 부모로서 자주 겪게 되는 어려움입니다.

131 염증성 장질환을 앓는 사춘기 아이가 겪는 특별한 일은 무엇입니까?

사춘기는 외모와 더불어 동년배로부터 동료로서 받아들여지는 것이 매우 중요하다고 느끼는 시기입니다. 이런 면에서 염증성 장질환은 사춘기 아이에게는 매우 두려운 병입니다. 그들은 때로 분노하고 때로는 의기 소침하며 좌절합니다.

아이는 염증성 장질환 또는 치료에 의하여 초래되는 신체적인 변화를 원망하고 치료를 거부할 수 있습니다. 때로는 자신이 병을 앓는다는 사실을 부정하거나 치료에 따른 신체적인 변화를 피하기 위하여 증상을 숨기기도 합니다. 수술이 필요한 경우에는 수술 후에 정상적으로 살 수 있을 지에 대하여, 자신의 감정을 표현하던 아니던 간에 매우 두려워합니다. 일부에서는 비교적 증상이 없는 시기에도 자신의 키가 작다는 사실이 자신의 병을 늘 기억하도록 만듭니다. 키가 작다는 것이 아이들에게는 가장 참기 어려운 합병증입니다.

132 자녀가 자신의 병 때문에 의기 소침할 때 부모로서 어떻게 하여야 합니까?

자신의 병이 쉽게 해결되지 않는다는 사실을 깨닫게 되면 아이는 의기 소침하게 됩니다. 때로는 부신피질 호르몬이 기분 변화를 일으키기도 합니다. 병이 악화될 때에는 아이에게 악화는 일시적이라는 사실을 확신시키고 격려하여야 합니다. 의기 소침하는 것은 질병의 활동성 또는 치료와 연관되는 경우가 보통이므로 병이 호전되면 기분도 나아지게 됩니다.

133 아이가 학교에 빠지지 않고 다녀야 합니까? 운동은 어떻게 하여야 합니까?

아이가 하고 싶은 만큼 활동하도록 하는 것이 원칙입니다. 아이가 하겠다면 학교에 가거나 운동에 참여하는 것을 말릴 이유는 없습니다. 그러나 격렬한 운동 후 심한 피로는 복통, 관절염 등 증상을 악화시킬 수 있습니다.

아이는 시간이 지남에 따라 어느 정도 불편감 또는 통증을 수용하고 이들과 공존해 살아나가는 것을 배우게 됩니다. 또한 어떤 일이 상태를 악화시키는지 스스로 판단할 수 있게 됩니다. 병이 악화되는 시기에 학교에 갈 것인지 스스로 결정하는 책임감을 기르도록 하여야 합니다. 억지로 학교에 가도록 강요하거나 학교에 가지 말고 쉬도록 강요하는 것은 어느 쪽도 바람직하지 않습니다. 학교에서는 실제적인 문제에 대처할 수 있도록 배려하여야 합니다. 화장실에는 언제나 갈 수 있도록 허락하여야 하며 여분의 내의를 준비해 둡니다.

134 아이의 친구나 선생님께 병을 앓고 있다는 사실을 알려야 합니까?

자녀 스스로가 다른 사람에게 자신의 병을 알릴 것인지 여부를 결정하도록 합니다. 염증성 장질환에 대하여 설명하는 것은 상당히 어려운 일이며 때로는 소외되거나 놀림 받을 수 있다고 생각하여 친구들에게 알리지 않기를 원하는 아이가 많습니다. 그러나 선생님께는 화장실에 자주 가게 되는 이유와 결석에 대하여 의논하는 편이 바람직합니다.

135 염증성 장질환을 앓는 아이의 학교 생활에는 어떤 문제가 있습니까?

염증성 장질환을 앓는 아이에게 학교생활 중 가장 어려운 점은 화장실에 자주 가야 하고 또 언제 대변이 마려울지 예측할 수 없다는 것입니다. 갑자기 배가 아프고 설사가 나오는 것은 흔히 있는 일입니다. 그러므로 염증성 장질환을 앓는 아이는 주위로부터 관심을 끌지 않으면서 교실에서 나갈 수 있어야 합니다. 같은 반 아이들 앞에서 화장실에 가는 것을 허락 받아야 하는 것은 아이를 매우 부끄럽고 당황하게 만듭니다. 허락을 받는 잠깐 동안의 시간을 참지 못하는 경우도 있습니다. 그러므로 스스로 결정하여 자유롭게 화장실에 갈 수 있도록 미리 허락해 두어야 합니다. 어른과 같이 대하면 대부분의 아이들은 성숙하게 행동하며 교실에서 나갈 수 있는 특권을 남용하지 않습니다.

염증성 장질환을 앓는 아이는 복통과 설사로 고생하는 예가 흔합니다. 때로는 음식을 먹으면 배가 아프고 설사하기 때문에 먹을 수 없습니다. 따라서 다른 아이들에 비하여 성장이 늦는 경우도 있습니다. 자기가 친구에 비하여 작다는 사실은 매우 수치스럽고 화나는 일입니다. 때로는 약이 문제를 일으킵니다. 염증성 장질환에서 염증을 가라앉히기 위하여 흔히 처방하는 부신피질 호르몬제를 장기간 사용하면 얼굴이 보름달 같이 둥글게 되고 여드름이 심해지며 심리적으로도 불안정하게 됩니다. 이러한 신체와 심리적인 변화로 인하여 아이가 친구로부터 소외되게 됩니다.

염증성 장질환을 앓는 아이는 학교에서도 약을 복용하여야 하는 경우가 많습니다. 이들이 약을 복용하는데 불편함이 없는지 생각해 주어야 합니다.

염증성 장질환을 앓는 아이는 겉으로 보아 심각해 보이지 않으나 실제로는 매우 괴로운 경우가 많습니다. 때로는 입원치료가 필요하기도 하고 입원기간이 몇 주일에 이를 정도로 긴 경우도 있습니다. 병원에 입원한 아이들은 친구나 선생님을 만나고 싶어 하며 주위에서 도와준다면 학교 교과 진도를 따라 갈 수 있는 아이도 많습니다. 선생님들께서 아이의 주치의 또는 간호사와 의논하면 도울 일은 무척 많습니다.

염증성 장질환을 앓고 있는 아이라 할지라도 증상이 심한 시기가 아닐 때에는 운동 등 학교 활동에 되도록 참여하는 것이 좋습니다. 그러나 격렬한 운동 후 피로는 복통과 관절의 통증을 일으킬 수 있다는 사실을 염두에 두어 아이 스스로가 판단하여 참여하도록 유도하여야 합니다.

선생님은 자신의 아이들에 대하여 잘 압니다. 따라서 염증성 장질환을 앓는 아이의 병이 악화되는 것을 누구보다 먼저 알아 차리는 경우가 많습니다. 문제가 발생할 때 조기에 해결하려는 노력은 염증성 장질환을 치료하는 데 있어서 매우 중요합니다. 선생님은 부모님과 시기 적절하게 대화하여 심하게 되기 전에 주치의와 의논하도록 하여야 합니다.

136 염증성 장질환에 대하여 학교 선생님은 어떤 점을 알고 있어야 합니까?

모든 어린이들이 건강하게 잘 자란다면 얼마나 좋겠습니까만 여러 질병으로 고생하는 아이들이 있는 것이 현실이며 이들을 잘 도와주고 격려하여 건강한 아이들과 같이 자라도록 해 주는 것이 선생님들의 바람일 것입니다. 특히 오랫동안 고생하게 되는 만성 질환을 앓는 아이에 대해 이들 질환을 잘 알고 있는 선생님들의 도움이 중요하다는 사실은 아무리 강조해도 지나침이 없을 것입니다.

궤양성 대장염과 크론병 및 베체트 장염은 장에 생기는 심각한 만성 염증으로서 증상, 병의 경과 및 치료 방법 등이 비슷하기 때문에 이들 질환을 총칭하여 염증성 장질환이라 부릅니다. 궤양성 대장염은 그 이름과 같이 대장에만 문제를 일으키는 반면 크론병과 베체트 장염은 입에서 항문에 이르기까지 소화관 전체에 나타날 수 있으며 그 중에서도 소장 끝과 대장이 만나는 부위에 가장 흔히 발생합니다. 이들 질환을 앓는 환자는 설사, 복통, 혈변 등을 호소하고, 식욕 감퇴, 체중의 감소 및 발열도 비교적 흔히 나타나는 증상입니다. 때로는 장 이외에 관절, 눈, 피부, 간, 신장 등에 이상을 일으키기도 합니다.

이러한 증상은 환자에 따라 그 정도가 매우 다양하여 응급 수술이 필요할 정도로 심각한 예가 있는가 하면 어떤 경우에는 증상이 거의 없기도 합니다. 이들 질환은 서서히 시작하기도 하고 때로는 증상이 갑자기 나타나기도 합니다.

아직까지 이들 질환의 원인은 밝혀지지 않았으므로 완치에 이르는 방법은 알려져 있지 않지만 병의 경과에 미치는 인자에 대해서는 상당한 연구가 진척되고 있으며 염증을 가라앉히기 위한 여러 가지 약이 개발되어 사용되고 있습니다.

염증성 장질환은 학동기 아이들을 포함하여 어떤 나이에도 나타날 수 있으며 남자와 여자의 발생 빈도에는 차이가 없습니다.

염증성 장질환은 앞서 언급한 바와 같이 만성 질환이지만 늘 고통스러운 증상이 있는 것은 아니고 상당수 환자에서는 일시적으로 증상이 나빠졌다가 한동안 증상 없이 지내는 경과를 반복하게 됩니다. 염증성 장질환 악화는 예측할 수 없으나 상당수에서 감기와 같은 바이러스 감염과 연관됩니다. 병이 일시적으로 악화된 시기에 아이들이 병을 이겨나가기 위해서는 선생님과 가족 그리고 친구로부터의 도움이 절실합니다.

염증성 장질환은 평생 질병입니다. 궤양성 대장염 환자에서 대장을 전부 절제하면 대장의 병은 없어지지만 아이에게는 이것이 문제의 끝이 되는 것은 아닙니다. 반면에 내과적인 치료로는 염증과 증상이 덜해지고 관해 유도 및 유지를 가져오게 할 수 있지만 치료 중에 재발하기도 합니다. 또한 장기간 투약하게 되므로 약 부작용이 문제가 되기도 합니다.

염증성 장질환 원인은 아직까지 밝혀지지 않았으나 전염되지 않는다는 사실은 확실합니다.

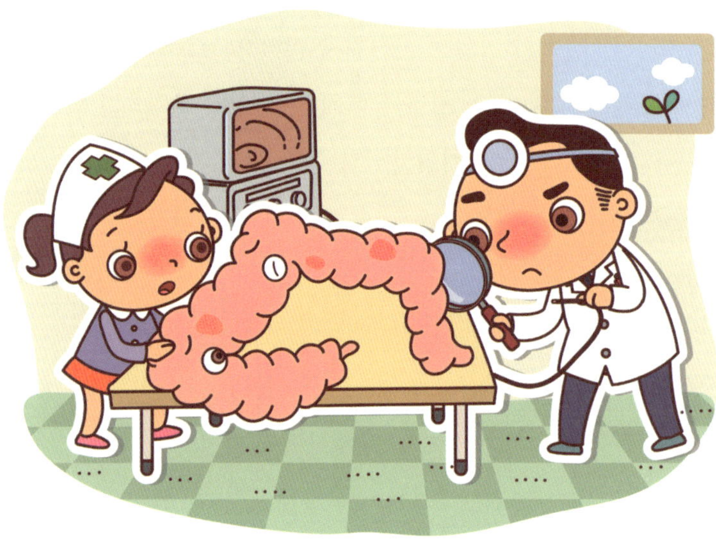

부록

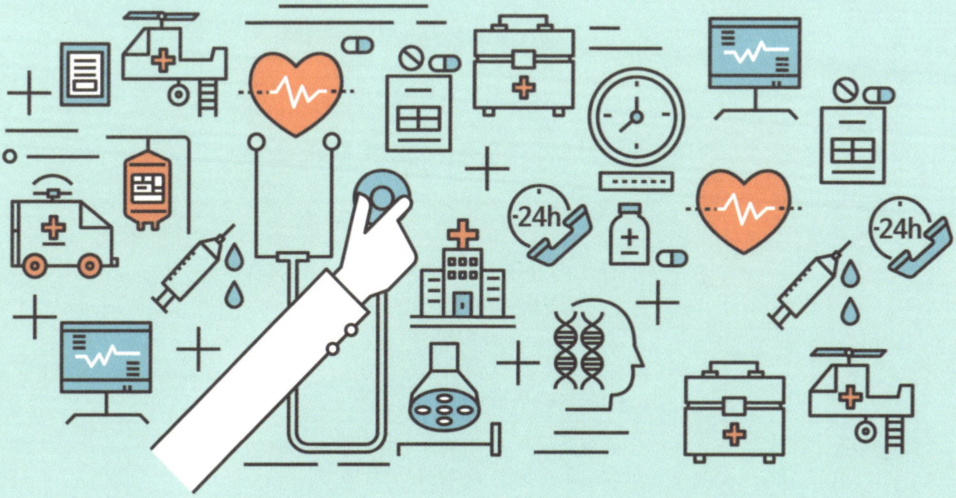

부록 1 궤양성 대장염 중증도 평가

	가벼운 장염	중간 정도	심한 장염	매우 심한 장염
설사	하루 3회 이하	하루 4-6회	하루 7회 이상	하루 11회 이상
혈변	조금	중간	심함	계속해서 출혈한다
체온	정상	정상	37.5。C 이상	37.5。C 이상
맥박수	정상	정상	분당 90회 이상	분당 90회 이상
혈색소	정상	정상	정상의 75% 이하	수혈이 필요함
ESR	정상	정상	시간당 30 mm 이상	시간당 30 mm 이상
진찰 소견	정상	정상	복부 압통	복부 팽만, 반발 압통, 장음 감소
엑스레이	정상	정상	장 마비	장 마비, 장 확장

부록 2 성 마크 궤양성 대장염 활동성 지표(St. Mark score)

소견	점수
활동의 장애	0, 일상 생활에 제한 없음; 1, 불편하지만 활동 가능; 2, 활동 감소; 3, 활동할 수 없음
배변 횟수	0, 하루 3회 미만; 1, 3-6회; 2, 7회 이상
대변의 굳기	0, 정상; 1, 무른 대변; 3, 설사
대장내시경 소견	0, 출혈 없음; 1, 가벼운 접촉에 출혈하는 경우; 2, 접촉하지 않아도 출혈하는 경우

부록 3 크론병 활동성 지표(CDAI: Crohn's disease activity index)

소견	가중치
대변의 횟수	2
복통(0, 없음; 1 또는 2, 중간 정도; 3, 심한 복통)	5
전반적인 상태(0 좋음; 1, 2 또는 3, 중간; 4, 나쁨)	7
합병증(한 가지당) 관절통 또는 관절염 홍채염 또는 포도막염 결절성 홍반염, 괴저성 농피증 또는 구내 궤양 항문 주위의 열상, 누공 또는 농양 다른 부위의 누공 고열(37.8℃ 이상)	20
지사제의 사용(0, 사용하지 않음; 1, 지사제를 사용하였음)	30
복부 종괴(0, 없음; 2, 의심됨; 5, 확실함)	10
헤마토크릿 남자 47-검사치; 여자 42-검사치	6
표준체중에 대한 차이의 백분율	1

부록 4 H-B 지표(Harvey-Bradshaw index)

소견	가중치
전반적인 상태	0, 좋음; 1, 약간 나쁨; 2, 나쁨; 3, 매우 나쁨; 4, 참을 수 없을 정도
복통	0, 없음; 1 또는 2, 중간 정도; 3, 심한 복통
설사의 횟수	설사 1회당 1점
복부 종괴	0, 없음; 1, 의심됨; 2, 확실함; 3, 누르면 아픔
합병증 관절통, 홍채염, 결절성 홍반, 괴저성 농피증, 구내 궤양, 항문 열상, 누공, 농양	한 가지당 1점

부록 5 크론병 활동성 지표와 H-B 지표의 관계

크론병 활동성 지표	H-B 지표
150	4-5
200	6
250	7-8
300	9

부록 6 단순화한 크론병 활동성 지표

내원 하루 전의 소견	
A	배변 횟수
B	복통: 0, 없음; 1, 경도; 2, 중간 정도; 3, 심한 복통
C	전신 상태: 0, 좋음; 1, 약간 나쁨; 2, 나쁨; 3, 매우 나쁨; 4, 참을 수 없을 정도
D	장외 증상 한 가지당 1점
E	복부 종괴: 0, 없음; 2, 의심됨; 5, 확실함

※ 단순화 크론병 활동성 지표=20[A+2(B+C+D+E)]

부록 7 베체트 장염 활동성 지표 (DAIBD: Disease Activity Index for Intestinal Behcet's disease)

소견	점수
전반적인 상태	0, 좋음; 10, 보통; 20, 나쁨; 30, 매우 나쁨; 40, 참을 수 없을 정도
발열	0, 없음(38도 미만); 10, 있음(38도 이상)
장외 증상	각 항목당 5점 혹은 15점
복통	0, 없음; 20, 경미; 40, 중간 정도; 80, 심한 복통
복부 종괴	0, 없음; 10, 있음
복부 압통	0, 없음; 10, 경미; 20, 중등도 혹은 심한 압통
장 합병증	각 항목당 10점(누공, 천공, 농양, 또는 장폐색)
무른 대변 횟수	0, 일주일간 0회; 10, 1-7회; 20, 8-21회; 30, 22-35회; 40, 36회 이상

※ 장외 증상: 각 항목당 5점 – 구강궤양, 성기 궤양, 눈 병변, 피부 병변, 관절통,
각 항목당 15점 – 혈관 침범, 신경계 침범

베체트 장염 활동성 지표의 합산을 통한 중등도 평가

베체트 장염 활동성 지표 합산	활동성 증등도
75점 이상	심함
40-74점	중간 정도
20-39점	경미
19점 이하	관해

부록 8 월간 식이 일지

년	월

날짜	시간	음식 및 음료의 종류	양	증상							
				없음	복통	구역질	대변				기타
							횟수	무른변	설사	혈변	
1월 5일	오전 8시	불고기 백반	1인분	×							
	오전 9시	커피	1잔	×							

부록 9 월간 증상 일지

년	월

날짜	전신상태					체중(kg)	하루 배변 횟수	대변					복통 정도	기타 증상	약의 종류와 용량
	매우 좋음	좋음	보통	나쁨	매우 나쁨			설사	묽은 변	굳은 변	점액 변	혈변			
1															
2															
3															
4															
5															
6															
7															
8															
9															
10															
11															
12															
13															
14															
15															
16															
17															
18															
19															
20															
21															
22															
23															
24															
25															
26															
27															
28															
29															
30															
31															

부록 10 염증성 장질환 투병 일지

2020년												
월	1	2	3	4	5	6	7	8	9	10	11	12
경과												
악화												
관해												
입원												
수술												
기타 특기할 만한 사항												
장외 증상												
관절												
피부												
눈												
간												
신장												
기타												
합병증												
1.												
2.												
3.												
검사												
혈액검사												
초음파검사												
내시경검사												
조직검사												
기타												
치료												
설파살라진/메살라민												
부신피질 호르몬제												
항생제												
면역조절제												
기타												
부작용												
1.												
2.												
3.												

부록 11 일반적인 질환에서 삶의 질을 측정할 때 사용하는 설문지

각 문항에 대하여 최근 며칠 간 자신이 해당하는 적절한 위치에 ○표시해 주십시오.

(1) 일상 생활 (활동)은?

최근 2주일간 ① ② ③ ④ ⑤

전혀 할 수 없었다 충분히 가능했다

(2) 혼자서 외출하실 수 있었습니까?

최근 2주일간 ① ② ③ ④ ⑤

전혀 할 수 없었다 충분히 가능했다

(3) 30분 정도 산책하실 수 있었습니까?

최근 2주일간 ① ② ③ ④ ⑤

전혀 할 수 없었다 충분히 가능했다

(4) 조금만 걸어도 피곤했습니까?

최근 2주일간 ① ② ③ ④ ⑤

대단히 피곤했다 전혀 문제 없었다

(5) 계단을 올라가는 것이 가능했습니까?

최근 2주일간 ① ② ③ ④ ⑤

전혀 할 수 없었다 충분히 가능했다

(6) 혼자서 목욕할 수 있었습니까?

최근 2주일간 ① ② ③ ④ ⑤

전혀 할 수 없었다 — 충분히 가능했다

(7) 몸의 상태(컨디션)는 어땠습니까?

최근 2주일간 ① ② ③ ④ ⑤

매우 나빴다 — 매우 좋았다

(8) 식욕은 어땠습니까?

최근 2주일간 ① ② ③ ④ ⑤

매우 나빴다 — 매우 좋았다

(9) 음식의 맛은 어땠습니까?

최근 2주일간 ① ② ③ ④ ⑤

매우 나빴다 — 매우 좋았다

(10) 토하는 일이 있었습니까?

최근 2주일간 ① ② ③ ④ ⑤

계속 토했다 — 전혀 토하지 않았다

(11) 체중이 줄었습니까?

최근 2주일간 ① ② ③ ④ ⑤

많이 줄었다 — 줄지 않았다

(12) 잠은 잘 주무셨습니까?

최근 2주일간 ① ② ③ ④ ⑤

전혀 못 잤다 — 매우 잘 잤다

(13) 무슨 일이든지 몰두할 수 있었습니까?

최근 2주일간 ① ② ③ ④ ⑤

전혀 할 수 없었다 — 충분히 가능했다

(14) 스트레스는 잘 풀렸습니까?

최근 2주일간 ① ② ③ ④ ⑤

전혀 풀리지 않았다 — 잘 풀렸다

(15) 집중력은?

최근 2주일간 ① ② ③ ④ ⑤

많이 떨어졌다 — 집중력은 좋았다

(16) 가족, 종교 취미 등에 의지하여 용기를 얻었습니까?

최근 2주일간 ① ② ③ ④ ⑤

전혀 아니다 — 강한 용기를 얻었다

(17) 자신의 병에 대하여 불안했습니까?

최근 2주일간 ① ② ③ ④ ⑤

매우 불안했다 — 전혀 불안하지 않았다

(18) 다른 사람과 만나는 것이 고통스러웠습니까?

최근 2주일간 ① ② ③ ④ ⑤

매우 고통스러웠다 전혀 문제 없었다

(19) 자신이 가족에게 부담을 준다고 생각했습니까?

최근 2주일간 ① ② ③ ④ ⑤

그렇게 생각했다 전혀 그렇지 않았다

(20) 장래의 사회생활에 대하여 불안감을 느꼈습니까?

최근 2주일간 ① ② ③ ④ ⑤

매우 불안했다 전혀 불안하지 않았다

(21) 자신의 병으로 인하여 경제적인 부담을 느꼈습니까?

최근 2주일간 ① ② ③ ④ ⑤

심하게 느꼈다 전혀 느끼지 않았다

(22) 자신의 전신적인 상태에 해당하는 얼굴의 번호는?

최근 2주일간

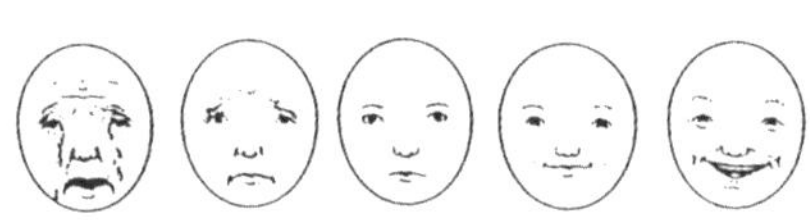

① ② ③ ④ ⑤

(23) 건강 문제로 인하여 직장에 나가지 못하거나 학교에 가지 못한 날은?

시닌 1년간

①	②	③	④	⑤
전혀 지장 없음	며칠 정도	1–3주	1–3개월	3개월 이상

(24) 건강 문제로 인하여 직장이나 학교에서의 활동에 제한 받거나 지장이 심한 날은?

지난 1년간

①	②	③	④	⑤
전혀 지장 없음	며칠 정도	1–3주	1–3개월	3개월 이상

(25) 건강 문제로 인하여 무거운 물건을 들거나 격렬한 운동 등의 격심한 활동에 제한 받은 날은?

지난 1년간

①	②	③	④	⑤
전혀 지장 없음	며칠 정도	1–3주	1–3개월	3개월 이상

(23) 건강 문제로 인하여 탁자를 옮기거나 시장 보기 또는 볼링 등의 중간 정도의 활동에 제한 받은 날은?

지난 1년간

①	②	③	④	⑤
전혀 지장 없음	며칠 정도	1–3주	1–3개월	3개월 이상

부록 12 염증성 장질환에서 삶의 질을 측정할 때 사용하는 설문지

다음의 질문은 최근 2주일간의 장 증상, 전신 증상, 감정 상태, 사회활동 정도를 평가하기 위한 것입니다. 불편함의 정도는 상자 안에 보기를 들어 설명하였습니다.

⑦은 가장 좋은 상태를 의미하며 ①은 가장 나쁜 상태를 의미합니다.

각 문항에 대하여 자신이 해당하는 적절한 위치에 ○표시해 주십시오.

(1) – (3)번 문항에 대한 보기

1. 지금까지 겪었던 중 가장 큰 문제였다
2. 매우 심각한 문제였다
3. 상당히 심각한 문제였다
4. 어느 정도 문제되었다
5. 조금 문제되었다
6. 거의 문제되지 않았다
7. 전혀 문제되지 않았다

(1) 항문으로의 출혈(혈변)은 얼마나 문제되었습니까?

최근 2주일간 ① ② ③ ④ ⑤ ⑥ ⑦

(2) 방귀가 얼마나 문제되었습니까?

최근 2주일간 ① ② ③ ④ ⑤ ⑥ ⑦

(3) 적절한 체중을 유지하거나 회복하기 위하여 얼마나 어려움을 느꼈습니까?

최근 2주일간 ① ② ③ ④ ⑤ ⑥ ⑦

(4) – (5)번 문항에 대한 보기

1. 전혀 그렇지 않았다
2. 거의 그렇지 않았다
3. 조금 그랬다
4. 어느 정도 그랬다
5. 상당한 경우에 그랬다
6. 대부분의 경우에 그랬다
7. 항상 그랬다

(4) 긴장감이 없고 마음이 편안하였습니까?

최근 2주일간 ① ② ③ ④ ⑤ ⑥ ⑦

(5) 당신의 일상생활에서 만족을 느낄 수 있었습니까?

최근 2주일간 ① ② ③ ④ ⑤ ⑥ ⑦

(6) – (7)번 문항에 대한 보기

1. 지금까지 겪었던 중 가장 괴로웠다
2. 매우 괴로웠다
3. 상당히 괴로웠다
4. 어느 정도 괴로웠다
5. 조금 괴로웠다
6. 거의 괴롭지 않았다
7. 전혀 괴롭지 않았다

(6) 배변 횟수의 증가가 어느 정도 심했습니까?

최근 2주일간 ① ② ③ ④ ⑤ ⑥ ⑦

(7) 복통(정도)은 어느 정도 심했습니까?

최근 2주일간 ① ② ③ ④ ⑤ ⑥ ⑦

(8)번 문항에 대한 보기

1. 전혀 없었다
2. 거의 없었다
3. 조금 밖에 없었다
4. 어느 정도 모자랐다
5. 약간 모자랐다
6. 거의 정상이었다
7. 완전하였다

(8) 원기(에너지)가 얼마나 있었습니까?

최근 2주일간 ① ② ③ ④ ⑤ ⑥ ⑦

(9)번 문항에 대한 보기

1. 전혀 활동할 수 없었다
2. 매우 어려웠다
3. 상당히 어려웠다
4. 어느 정도 어려웠다
5. 조금 어려웠다
6. 거의 어렵지 않았다
7. 전혀 어렵지 않았다

(9) 장 문제로 인하여 운동이나 여가생활에 지장이 얼마나 있었습니까?

최근 2주일간 ① ② ③ ④ ⑤ ⑥ ⑦

(10)번 문항에 대한 보기

1. 항상 그랬다
2. 대부분의 경우에 그랬다
3. 상당한 경우에 그랬다
4. 어느 정도 그랬다
5. 조금 그랬다
6. 거의 그렇지 않았다
7. 전혀 그렇지 않았다

(10) 지치고 피곤한 증세가 얼마나 있었습니까?

최근 2주일간 ① ② ③ ④ ⑤ ⑥ ⑦

(11) – (16)번 문항에 대한 보기

1. 항상 그랬다
2. 대부분의 경우에 그랬다
3. 상당한 경우에 그랬다
4. 어느 정도 그랬다
5. 조금 그랬다
6. 거의 그렇지 않았다
7. 전혀 그렇지 않았다

(11) 초조함, 조바심, 혹은 욕구불만을 얼마나 느꼈습니까?

최근 2주일간 ① ② ③ ④ ⑤ ⑥ ⑦

(12) 장 문제로 인하여 학교, 혹은 직장에 나가지 못한 적이 얼마나 있었습니까?

최근 2주일간 ① ② ③ ④ ⑤ ⑥ ⑦

(13) 대변이 묽은 경우는 얼마나 자주 있었습니까?

최근 2주일간 ① ② ③ ④ ⑤ ⑥ ⑦

(14) 장 문제로 수술을 받아야 할지 모른다는 걱정을 얼마나 하셨습니까?

최근 2주일간 ① ② ③ ④ ⑤ ⑥ ⑦

(15) 장 문제로 인하여 약속을 연기하거나 취소한 적이 얼마나 있었습니까?

최근 2주일간 ① ② ③ ④ ⑤ ⑥ ⑦

(16) 복통(횟수)은 얼마나 느꼈습니까?

최근 2주일간 ① ② ③ ④ ⑤ ⑥ ⑦

(17) – (22)번 문항에 대한 보기

1. 항상 그랬다
2. 대부분의 경우에 그랬다
3. 상당한 경우에 그랬다
4. 어느 정도 그랬다
5. 조금 그랬다
6. 거의 그렇지 않았다
7. 전혀 그렇지 않았다

(17) 몸이 불편하고 좋지 못하다고 느낀 적이 얼마나 있었습니까?

최근 2주일간 ① ② ③ ④ ⑤ ⑥ ⑦

(18) 화장실을 찾지 못할까 걱정한 적이 얼마나 있었습니까?

최근 2주일간 ① ② ③ ④ ⑤ ⑥ ⑦

(19) 장 문제로 숙면을 취하지 못하고 잠에서 깬 적이 얼마나 있었습니까?

최근 2주일간 ① ② ③ ④ ⑤ ⑥ ⑦

(20) 장 문제로 인하여 우울하거나 낙심한 적이 얼마나 있었습니까?

최근 2주일간 ① ② ③ ④ ⑤ ⑥ ⑦

(21) 화장실에 가기 어려운 모임을 피한 적이 얼마나 있었습니까?

최근 2주일간 ① ② ③ ④ ⑤ ⑥ ⑦

(22) 속이 더부룩한 증세는 얼마나 자주 느꼈습니까?

최근 2주일간 ① ② ③ ④ ⑤ ⑥ ⑦

(23) – (28)번 문항에 대한 보기

1. 항상 그랬다
2. 대부분의 경우에 그랬다
3. 상당한 경우에 그랬다
4. 어느 정도 그랬다
5. 조금 그랬다
6. 거의 그렇지 않았다
7. 전혀 그렇지 않았다

(23) 장 문제로 인하여 난처함을 느낀 적이 얼마나 있었습니까?

최근 2주일간 ① ② ③ ④ ⑤ ⑥ ⑦

(24) 변을 본 직후에도 변의가 남아있는 경우(잔변감 또는 후중증)가 얼마나 있었습니까?

최근 2주일간 ① ② ③ ④ ⑤ ⑥ ⑦

(25) 울고싶거나 기분이 잡치는 느낌이 얼마나 있었습니까?

최근 2주일간 ① ② ③ ④ ⑤ ⑥ ⑦

(26) 본의 아니게 대변이 흘러 나와서 속 에 묻은 경우가 얼마나 있었습니까?

최근 2주일간 ① ② ③ ④ ⑤ ⑥ ⑦

(27) 장 문제로 인하여 화가 난 적이 얼마나 있었습니까?

최근 2주일간 ① ② ③ ④ ⑤ ⑥ ⑦

(28) 장 문제로 인하여 성생활에 지장을 받은 경우가 얼마나 있었습니까?

최근 2주일간 ① ② ③ ④ ⑤ ⑥ ⑦

(29) – (32)번 문항에 대한 보기

1. 항상 그랬다
2. 대부분의 경우에 그랬다
3. 상당한 경우에 그랬다
4. 어느 정도 그랬다
5. 조금 그랬다
6. 거의 그렇지 않았다
7. 전혀 그렇지 않았다

(29) 위가 아프다고 느낀 적이 얼마나 있었습니까?

최근 2주일간 ① ② ③ ④ ⑤ ⑥ ⑦

(30) 장 문제로 조바심 나거나 예민해진 경우가 얼마나 있었습니까?

최근 2주일간 ① ② ③ ④ ⑤ ⑥ ⑦

(31) 남들이 자신을 이해하지 못한다고 느낀 적이 얼마나 있었습니까?

최근 2주일간 ① ② ③ ④ ⑤ ⑥ ⑦

(32) 많은 환자들은 암이 생길지도 모른다는 걱정 또는 병이 좋아지지 않거나 나빠질지 모른다는 걱정을 합니다. 그런 걱정을 한 적이 얼마나 있었습니까?

최근 2주일간 ① ② ③ ④ ⑤ ⑥ ⑦

부록 13 염증성 장질환 환자의 관심지수 (RFIPC: The Rating Form of IBD Patient Concerns)

다음은 환자 스스로가 자신의 병을 어떻게 생각하는지를 점수화하기 위한 설문입니다. 각 항목의 질문에 대하여 가장 비관적인 관점을 0점, 가장 낙관적인 관점을 100점으로 하였을 때 자신의 생각에 해당하는 점수를 기입하여 주십시오.

관심 항목	채점 요령		점수
	0	100	
1. 나의 질병이 어떤 병인지	전혀 모른다	잘 알고 있다	
2. 사용하는 약이	효과가 없을 것이다	효과가 좋을 것이다	
3. 원기(에너지)가	전혀 없을 것이다	정상일 것이다	
4. 수술을	받게 될 것이다	받지 않을 것이다	
5. 대변주머니를	차게 될 것이다	필요하지 않을 것이다	
6. 다른 사람에게	무거운 짐이 될 것이다	부담되지 않을 것이다	
7. 배변기능이	조절되지 않을 것이다	잘 조절될 것이다	
8. 암이	생길 것이다	생기지 않을 것이다	
9. 나의 능력을	발휘할 수 없을 것이다	충분히 발휘할 수 있을 것이다	
10. 불쾌한 냄새가	날 것이다	나지 않을 것이다	
11. 나 자신의 몸에 대한 느낌이	나빠질 것이다	좋을 것이다	
12. 통증이	심할 것이다	없을 것이다	
13. 감정을	조절할 수 없을 것이다	잘 조절할 것이다	
14. 나의 인기 또는 매력은	없어질 것이다	유지될 것이다	
15. 좋은 치료를	받을 수 없을 것이다	받을 수 있을 것이다	
16. 수명은	짧아질 것이다	천수를 누릴 것이다	
17. 주위 사람과의 유대관계는	유지할 수 없을 것이다	잘 유지할수 있을 것이다	
18. 성욕이	감소할 것이다	정상일 것이다	
19. 소외감과 외로움을	항상 느낄 것이다	전혀 느끼지 않을 것이다	
20. 경제적인 어려움이	매우 클 것이다	전혀 없을 것이다	
21. 성행위를 수행하는데 지장이	많을 것이다	없을 것이다	
22. 다른 사람에게 병을	옮길 것이다	그렇지 않을 것이다	
23. 나 자신이	단정하지못하고더러울것이다	단정하고 깨끗할 것이다	
24. 다른 사람들이 나를	차별할 것이다	차별하지 않을 것이다	
25. 아이를	가질 수 없을 것이다	원하는 만큼 가질 것이다	
총 점			

부록 14 소아 궤양성 대장염 활동성 지표 (PUCAI: Pediatric Ulcerative Colitis Activity Index)

1. 복통: 없음/무시할 수 있는 통증/심한 통증
2. 혈변: 없음/50% 미만에서 소량/대부분에서 소량/변의 대부분이 혈변일 경우
3. 변의 성상: 뭉쳐짐/약간 무름/설사
4. 24시간동안 대변 횟수: 0~2/3~5/6~8/>8
5. 야간 대변 횟수: 없음/있음
6. 일상생활에 지장을 주는 정도: 지장 없음/약간 있음/매우 있음

---

1. Abdominal pain

None (0점)	(점)
Pain can be ignored (5점)	(점)
Pain cannot be ignored (10점)	(점)

2. Rectal bleeding

None (0점)	
Small amount only, in less than 50% of stools (10점)	(점)
Small amount with most stools (20점)	(점)
Large amount (>50% of the stool content) (30점)	(점)

3. Stool consistency of most stools

Formed(0점)	(점)
Partially Formed (5점)	(점)
Completely unformed (10점)	(점)

4. No of stool per 24 hours

0–2 (0점)	(점)
3–5 (5점)	(점)
6–8 (10점)	(점)
>8 (15점)	(점)

5. Nocturnal stools (any episode causing wakening)

No (0점)	(점)
Yes (10점)	(점)

6. Activity level

No limitation of activity (0점)	(점)
Occasional limitation of activity (5점)	(점)
Severe restricted activity (10점)	(점)

Sum of PUCAI (0–85) 0 **점**

*Cut-off and change scores of the PUCAI (Gastroenterol 2007;133(2):423–432)

Severe: ≥65, Moderate: 35–64, Mild: 10–34, None: <10

Δ≥35: significant improvement, Δ≥20: moderate improvement,

Δ≥10: small improvement

Δ<10: no significant improvement

† PUCAI User Guide

Time period for evaluation

- Answers should reflect a daily average of the last 2 days;
- however, if clinical conditions are changing rapidly (eg, during intense intravenous therapy), the most recent 24 hours should be considered; and
- for patients undergoing colonoscopy, answers should reflect the 2 days before bowel clean out was started.

Rectal bleeding

- "Large amount" should be selected if large amount of blood is present in most stools.

Number of stools per 24 hours

- Clustered several small stools over a very short period of time the could be related to tenesmus or incomplete evacuation should be considered as 1 stool.

Activity level

- Occasional limitation of activity could attend school or equivalent but reduced activity (eg, attends school but does not play at breaks); and
- severe restricted activity could not attend school or equivalent activity.

부록 15 소아 크론병 활동성 지표 (PCDAI: Pediatric Crohn's Disease Activity Index)

1. 증상 (지난 1주일간)

- 복통: 없음/경증/중등도 이상
- 1일 대변 횟수: 0~1회/2~5회의 설사 또는 2회 이상의 혈액이 섞인 무른변/저명한 혈변, 6회 이상 설사, 또는 밤시간동안의 설사
- 환자의 상태: 일상생활에 지장없음/간헐적으로 일상생활에 간섭하나 크게 무리 없음/일상생활에 매우 지장있음

2. 혈액검사

- Hematocrit(%)
- ESR(mm/hr)
- Albumin(g/dL)

3. 환자상태

- 체중: 증가 또는 자의적 감소/비자발적 체중감소 1~9%/체중감소 10% 이상
- 키: 성장 속도에 따라서 나뉨
- 복통: 압통 또는 종괴 없음/압통만 있거나, 종괴가 있으나 압통 없음/명확한 종괴와 압통
- 항문질환: 없거나 덧살/1~2개의 비활동성 누공/활동성 누공 또는 농양

4. 장외증상

- 지난 1주간 38.5도 이상의 발열이 3일간, 명확한 관절염, 포도막염, 결절성 홍반, 괴저성 농피증 등의 증상이 없거나, 1개 또는 2개 이상

Modified PCDAI=Hct+ESR+Albumin+CRP

HISTORY (Recall, 1 week)

Abdominal pain:

None (0점)	(점)
Mild - Brief, does not interfere wint activities (5점)	(점)
Mod/severe, longer lasting, affects activities, nocturnal (10점)	(점)

Stools: (per day)

0−1 liquid stools, no blood (0점)	(점)
Up to 2 semi−formed with small blood, or 2−5 liquid (5점)	(점)
Gross bleeding, or ≥ 6liquid, or nocturnal diarrhea (10점)	(점)

Patient Functioning, General Well-Being (Recall, 1 week)

No limitation of acitivities, well(0점) □(점)

Occasional difficulty in maintaining age appropriate activities, below par(5점) □(점)

Frequent limitation of activity, very poor(10점) □(점)

LABORATORY

Hematocrit (%)

≤ 10 yrs:	>33 (0점)	□(점)	11–14 yrs(0점)	≥35 (0점)	□(점)
	28–32 (2.5점)	□(점)		30–34 (2.5점)	□(점)
	<28 (5점)	□(점)		<30 (5점)	□(점)
11–19 yrs(F)	≥34 (0점)	□(점)	15–19 yrs(M):	≥37 (0점)	□(점)
29–33 (2.5점)		□(점)		32–36 (2.5점)	□(점)
<29 (5점)	□(점)		<32 (5점)	□(점)	

ESR (mm/hr)

<20 (0점) □(점)

20–25 (2.5점) □(점)

>50 (5점) □(점)

Albumin (g/dL)

≥3.5 (0점) □(점)

3.1–3.4 (5점) □(점)

≤3.0 (10점) □(점)

EXAMINATION

Weight

Weigh gain or voluntary weight stable/loss (0점) □(점)

Involuntary weight stable, weight loss 1–9% (5점) □(점)

Weight loss ≥ 10% (10점) □(점)

Height

At Diagnosis:			At Follow-up:	
<1 channel decrease (0점)	□(점)		Height velocity ≥−1SD (0점)	□(점
≥1, <2 chammel decrease (5점)	□(점)	or	Height velocity <−1SD, >−2SD (5점)	□(점
≥2 channel decrease (10점)	□(점)		Height velocity ≤−2SD (10점)	□(점

Abdomen

No tenderness, no mass (0점) [ ](점)

Tenderness, or mass without tenderness (5점) [ ](점)

Tenderness, involuntary guarding, definite mass (10점) [ ](점)

Perirectal disease

None, asymptomatic tags (0점) [ ](점)

1–2 indolent fistula, scant drainage, no tenderness (5점) [ ](점)

Active fistula, drainage, tenderness, or abscess (10점) [ ](점)

Extra-intestinal Manifestations

▶Fever ≥38.5℃ for 3 days over pass week, ▶Definite arthritis,

▶Uveitis, ▶Erythema nodosum, ▶Pyoderma gangrenosum

None of above (0점) [ ](점)

One (5점) [ ](점)

≥Two (10점) [ ](점)

*Modified PCDAI (Hct+ESR+Albumin+CRP)

CRP (mg/L)

<5 (0점) [ ](점)

5–10 (2.5점) [ ](점)

>10 (5점) [ ](점)

TOTAL SCORE [0]점

PCDAI: <10 (inactive disease), ≤12.5 (clinical response),

≥3.0: moderate disease, ≥45: severe disease

*Modified PCDAI Score [0]점

remission (<7.5–10), mild (7.5–10), moderate (12.5–17.5), & severe (>17.5)

부록 16 한국 소아 청소년 정상 발육치

남아				연령	여아			
체중(kg)	신장(cm)	체질량지수(kg/m²)	머리둘레(cm)		체중(kg)	신장(cm)	체질량지수(kg/m²)	머리둘레(cm)
3.41	50.12		34.70	출생시	3.29	49.35		34.05
5.68	57.70		38.30	1~2개월[1]	5.37	56.65		37.52
6.45	60.90		39.85	2~3개월	6.08	59.76		39.02
7.04	63.47		41.05	3~4개월	6.64	62.28		40.18
7.54	65.65		42.02	4~5개월	7.10	64.42		41.12
7.97	67.56		42.83	5~6개월	7.51	66.31		41.90
8.36	69.27		43.51	6~7개월	7.88	68.01		42.57
8.71	70.83		44.11	7~8개월	8.21	69.56		43.15
9.04	72.26		44.63	8~9개월	8.52	70.99		43.66
9.34	73.60		45.09	9~10개월	8.81	72.33		44.12
9.63	74.85		45.51	10~11개월	9.09	73.58		44.53
9.90	76.03		45.88	11~12개월	9.35	74.76		44.89
10.41	78.22		46.53	12~15개월	9.84	76.96		45.54
11.10	81.15		47.32	15~18개월	10.51	79.91		46.32
11.74	83.77		47.94	18~21개월	11.13	82.55		46.95
12.33	86.15		48.45	21~24개월	11.70	84.97		47.46
13.14	89.38	16.71	49.06	2~2.5세	12.50	88.21	16.34	48.08
14.04	93.13	16.29	49.66	2.5~3세	13.42	91.93	16.01	48.71
14.92	96.70	15.97	50.10	3~3.5세	14.32	95.56	15.76	49.18
15.91	100.30	15.75	50.43	3.5~4세	15.28	99.20	15.59	49.54
16.97	103.80	15.63	50.68	4~4.5세	16.30	102.73	15.48	49.82
18.07	107.20	15.59	50.86	4.5~5세	17.35	106.14	15.43	50.04
19.22	110.47	15.63	51.00	5~5.5세	18.44	109.40	15.44	50.21
20.39	113.62	15.72	51.10	5.5~6세	19.57	112.51	15.50	50.34
21.60	116.64	15.87	51.17	6~6.5세	20.73	115.47	15.61	50.44
22.85	119.54	16.06	51.21	6.5~7세	21.95	118.31	15.75	50.51
24.84	123.71	16.41		7~8세	23.92	122.39	16.04	
27.81	129.05	16.97		8~9세	26.93	127.76	16.51	
31.32	134.21	17.58		9~10세	30.52	133.49	17.06	
35.50	139.43	18.22		10~11세	34.69	139.90	17.65	
40.30	145.26	18.86		11~12세	39.24	146.71	18.27	
45.48	151.81	19.45		12~13세	43.79	152.67	18.88	
50.66	159.03	20.00		13~14세	47.84	156.60	19.45	
55.42	165.48	20.49		14~15세	50.93	158.52	19.97	
59.40	169.69	20.90		15~16세	52.82	159.42	20.42	
62.41	171.81	21.26		16~17세	53.64	159.98	20.77	
64.46	172.80	21.55		17~18세	53.87	160.42	21.01	
65.76	173.35	21.81		18~19세	54.12	160.74	21.13	

주 1) 1~2개월은 1개월부터 2개월 미만에 해당하며, 다른 연령에도 동일하게 적용